LA SANTÉ

PAR

LE TRICYCLE

PRINCIPAUX TRAVAUX DE L'AUTEUR

1. — Comparaison des effets des divers traitements dans l'hystérie. Paris, 1878.

2. — On the Sudden discontinuance of hypodermic injections of Morphia after protracted use. Note in *The Lancet*, 1879.

3. — On the treatment of aortic aneurism by Galvano-Puncture. Note in *Guy's Hospital Gazette*.

4. — Sur la méthode de Sayre. La *Tribune médicale*, 1880.

5. — Sur le traitement des maladies de la colonne vertébrale, par l'application des corsets plâtrés. Paris, O Berthier, 1880.

6. — Du Diagnostic des maladies de la moelle épinière. Volume de 107 p. avec 14 grav. dans le texte et une planche en chromolithographie. Traduit de l'anglais du professeur W.-R. Gowers. Berthier, 1882.

7. — Sur l'emploi de la pilocarpine dans l'ataxie locomotrice, in l'*Encéphale*.

8. — Du traitement méthodique de la neurasthénie et de quelques formes d'hystérie. Vol. de 173 pages, traduit de l'anglais du professeur Weir Mitchell, avec une introduction par M. le Professeur Ball. 1883. O. Berthier.

9. — Sur un nouveau mode de traitement de la Morphinomanie. *Encéphale*, 1887.

10. — Des Modifications du Pouls dans la Morphinomanie, par MM. B. Ball et O. Jennings. *Comptes rendus de l'Académie des Sciences*, 1887.

11. — Considérations sur le Traitement de la Morphinomanie, par MM. B. Ball et O. Jennings, *Bulletin de l'Académie de Médecine*, 1887.

12. — De la Morphinomanie (Diagnostic — Traitement). Par M. le Dr O. Jennings. Volume in-8°, avec 22 tracés sphygmographiques, Paris, J.-B. Baillière, 1887. . . . . . 1 fr. 50

13. — On the relief of the morphia craving by Spartéine and Nitro-glycérine. *The Lancet*, 27 juin 1887.

14. — Antipyrin as an anodyne. *The Lancet*. 10 décembre, 1887.

15. — La pratique du Massage, traduit de l'anglais du Dr W. Murrell, Paris, J.-B. Baillière, 1888.

ÉMILE COLIN — IMPRIMERIE DE LAGNY

LA SANTÉ

PAR

LE TRICYCLE

PAR LE

Dʳ Oscar JENNINGS

Docteur en médecine de la Faculté de Paris.
Membre du Collège royal des Chirurgiens de Londres.

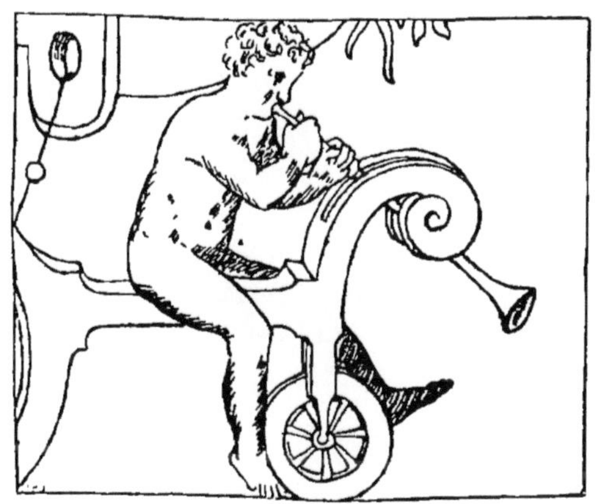

PARIS

O. BERTHIER, ÉDITEUR

104, BOULEVARD SAINT-GERMAIN

—

1888

Tous droits réservés.

PRÉFACE

Dans les pages qui vont suivre, j'ai cherché à résumer l'opinion sur le tricycle, et des malades qui ont recouvré la santé par ce moyen, et des médecins qui ont daigné s'occuper de cette intéressante question.

A mon grand regret, je n'ai pas pu enregistrer les avis de nos sommités médicales françaises, membres des Académies de Médecine ou des Sciences, pour l'excellente raison que je n'ai pas encore rencontré un académicien qui soit en même temps veloceman. En Angleterre on peut en citer plusieurs, parmi lesquels les Drs Lionel Beale et Richardson, membres de la Société Royale de Londres; je ne désespère pas aussi, dans un avenir prochain, de voir nos savants suivre cet exemple et remplacer la saison traditionnelle aux eaux minérales antiarthritiques par une promenade quotidienne en tricycle. En attendant que ces grands maîtres fassent leur éducation vélocipédique et finissent par reconnaître que la vélocipédie a un côté médical du plus haut intérêt pratique, j'ai fouillé dans les journaux spéciaux, j'ai consulté tous les auteurs médicaux qui ont écrit sur la matière, et j'ai mis aussi à profit mon expérience personnelle. Ce travail, fait à mes moments perdus, n'a pas la prétention d'être un traité complet. S'il pêche par la forme, nous avons l'espoir

que nos lecteurs et lectrices y puiseront
d'utiles renseignements.

Je saisis cette occasion pour remercier
tous mes correspondants de l'empresse-
ment qu'ils ont mis à répondre à mon
appel.

OSCAR JENNINGS.

LA SANTÉ

PAR

LE TRICYCLE

INTRODUCTION

GÉNÉRALITÉS

La plupart des auteurs qui se sont oc-
cupés de vélocipédie ont envisagé la question au point de vue du sport, ou encore
comme exercice hygiénique. En Angleterre,
le côte médical, c'est-à-dire le tricycle dans
ses rapports avec la santé, a été étudié
par le Dr Richardson, dans *The Tricycle
in relation to Health and Recreation*, par

le Dr Gordon Stables dans *Health upon Wheels*, et dans un petit pamphlet d'un auteur anonyme, intitulé : *Twenty Doctors : a sufferers experience of Rheumatic gout.* Mais je ne sache pas, du moins jusqu'à présent, qu'il y ait aucun ouvrage de ce genre en français. Les brochures intéressantes des Drs Bellencontre (1), Desmartis (2), Tissié (3), ne traitent que de l'hygiène, et quoique tout vélocipédiste devrait les posséder, pour y puiser des renseignements de la plus haute importance pratique, on n'y trouve que peu d'indications sur la valeur du tricycle pour le rétablissement de la santé. Mon expérience personnelle du tricycle ne date pas de longtemps, à peine une année, et je n'aurais

(1) Dr Bellencontre, *Hygiène du vélocipède.* Paris, 1869.

(2) Dr Desmartis, *De l'Hygiène du Vélocipède.* (*Vélocipède illustré*, n° 8, 1869.)

(3) Dr Tissié, *L'hygiène du vélocipédiste.* (*Véloce-Sport*, 1887-88.)

certainement pas assumé une tâche que d'autres seraient mieux en mesure de mener à bonne fin, si je n'avais rencontré, chaque fois que j'ai conseillé cet exercice à mes malades, une très grande opposition et des préjugés trop tenaces pour être combattus avec succès, malgré toute la persuasion dont je pouvais disposer. Comme on a plus de déférence pour tout ce qui est écrit et imprimé, j'ai rassemblé les documents que j'ai pu trouver en faveur d'un exercice que je préconise maintenant en bien des circonstances, pour permettre à nos lecteurs de juger en connaissance de cause.

L'emploi modéré du tricycle dans les conditions nécessaires pour éviter toute conséquence fâcheuse, est en même temps une distraction charmante, et en beaucoup de cas un moyen agréable de Kinésithérapie. Il est évident que l'excès peut être suivi d'inconvénients. Mais il serait injuste de mettre sur le compte du tricycle les effets d'un usage imprudent et ceux qui ne sont pas *entraînés* ne devraient s'en servir que comme exercice, distraction ou moyen de promenade, évitant *les courses* ou les efforts prolongés. Comme j'écris surtout pour les valétudinaires et pour indiquer un moyen de recouvrer la santé pour certains d'entre eux, il serait superflu de m'étendre ici sur les dangers des courses et de l'entraînement. Mais malgré la désapprobation, que je prévois, des athlètes jeunes et enthousiastes, je dirai que l'état de santé qui accompagne l'entraînement parfait est loin d'être aussi satisfaisant qu'on pourrait le croire. Il y a quelque temps, un médecin anglais a fait une enquête sur la santé ultérieure de ceux qui s'étaient entraînés depuis plusieurs années pour prendre part dans le match annuel d'aviron entre les Universités d'Oxford et de Cambridge, et il a démontré que, dans un certain nombre de cas, la santé s'en était prématurément ressentie.

Il a été reconnu, dès la plus haute antiquité, que l'état de perfection de la santé qui semble résulter de l'entraînement est souvent illusoire. Hippocrate nous dit que « la bonne condition du corps des athlètes est dangereuse quand elle parvient au dernier degré de la plénitude ; car elle ne peut demeurer dans le même état, et, comme elle ne peut s'accroître, elle doit s'altérer ». La justesse de cette observation a reçu récemment une confirmation éclatante dans la déchéance et la mort prématurée d'un jeune médecin bien connu dans le monde vélocipédique et l'auteur précisément d'un traité estimé de l'entraînement.

Si par conséquent la course et la lutte

doivent être évitées par ceux qui ne sont pas entraînés, il reste à savoir ce que nous devons comprendre par l'expression *modérée*, et quelles sont les conditions pour rendre l'exercice agréable et salutaire. Voici les principales règles que je crois les meilleures et auxquelles je me suis arrêté. Elles concorderont, j'en suis sûr, avec les données de plus vieilles expériences que la mienne.

— Tout d'abord, il va de soi que la machine doit être irréprochable et que le premier essai devrait être fait dans les conditions les plus favorables; c'est-à-dire, sur une route à niveau et par un beau temps. Des inégalités de terrain, un état boueux du sol, un vent assez fort, offrent des difficultés qui pourraient rebuter un commençant.

A mon avis le tricycle doit être un cripper, c'est-à-dire ayant la barre du gouvernail en avant ; il doit être aussi léger que solide. Le poids moyen d'un tricycle moderne est d'environ 3o kilos. La machine doit être bien roulante, la selle bien suspendue, et ne gènant en rien le veloceman.

Je m'abstiens à dessein d'entrer dans la discussion des nombreux modèles des différents fabricants. Comme pour acheter un cheval, il est très difficile de faire un choix ; beaucoup de vélocipèdes se recommandant par des perfectionnements spéciaux brevetés, que d'autres ne peuvent pas posséder. En dehors des questions de vitesse et de sûreté, il y en a d'autres qui doivent être prises en considération, telles que les moyens de remédier à ce *spectre des Cyclistes*, la vibration, et les avantages pour diminuer la fatigue du *two speed gear*. Ceux qui désirent étudier ces questions à fond consulteront avec profit l'ouvrage de Lord Bury et M. Hillier, *On Cycling*,

et *la Vélocipédie pratique* de M. de Baroncelli.

En ce qui concerne le veloceman lui-
même, les principales considérations sont
celles qui se rapportent au degré d'effort
et de fatigue qui constitue l'exercice modéré, et qui se rattachent à l'hygiène du
vêtement et de l'alimentation. Avant de se
demander ce qu'est la modération, il ne
sera pas sans intérêt pour mes lecteurs
de dire ce que l'on peut faire. Voici
quelques données que nous avons emprun-
tées au livre de Lord Bury et de M. Hillier.
On a parcouru en bicycle 488 kilomètres en
une journée, en tricycle 377. On a encore
fait en tricycle 32 kilomètres en une heure
et un peu plus en bicycle. On verra plus
loin que des vieillards, des dames et même
des convalescents ont fait plusieurs milliers
de kilomètres dans l'espace d'un mois, et
cela, avec le plus grand bien pour la santé

et sans la moindre fatigue. Pour les débutants, les règles à suivre sont très simples. Il faut surtout se méfier de la tendance qu'on a à se laisser entraîner par l'attrait irrésistible qu'on éprouve à franchir l'espace à toute vitesse. Pour moi, un novice doit non-seulement se ralentir à la moindre accélération du cœur, mais aussi au plus léger indice de transpiration, surtout s'il n'est pas vêtu d'une façon appropriée. Pour les vélocemen exercés, cette dernière recommandation n'est pas nécessaire. Il faut donc débuter par une allure raisonnable et n'attaquer les côtes que lorsqu'on est sûr de ses moyens. Je conseillerai d'adopter comme vitesse ordinaire une marche de 10 kilomètres à l'heure, chiffre auquel s'est arrêté notre ami M. de Baroncelli, cycliste très expérimenté et l'auteur de plusieurs ouvrages précieux pour le vélocipédiste. Grâce à ces précautions le tricycliste d'un âge même avancé n'aura rien à redouter. Et, si sur les cinq cent mille vélocemen qui sillonnent les routes de l'Angleterre un ou deux accidents sont enregistrés d'année en année, ils ne peuvent être attribués, comme nous l'avons déjà dit, qu'aux imprudences des victimes.

CHAPITRE PREMIER

HISTORIQUE

Quelques mots sur l'origine du vélocipède peuvent ne pas être sans intérêt, pour ceux qui ne connaissent pas cette question. La machine actuelle descend en ligne droite de celle qui fut imaginée quelques années avant la guerre, par M. Michaux ou un de ses ouvriers (car les érudits ne sont pas d'accord sur ce point). On la considéra évidemment à ce moment comme un jouet, destiné seulement à une vogue éphémère, et devant disparaître,

comme plus tard, les patins à roulettes (1).
Les Anglais, plus pratiques dans l'espèce,
ont bien prévu les possibilités futures de
la vélocipédie et la perfection actuelle des
machines est due en grande partie à leur
industrie. L'appareil de M. Michaux, cependant, n'était encore que le perfectionnement d'une machine déjà connue au
commencement du siècle sous la dénomi-
nation de « Draisienne » d'après le nom
de son inventeur et dans laquelle le cavalier était assis sur une traverse supportée
par deux roues et se faisait avancer en
poussant les pieds contre le sol.

Il existe des caricatures du temps repré-
sentant une course en Draisienne, dans les
jardins du Luxembourg.

____

(1) Il est possible cependant que les patins à roulettes, reparaîtront sous une forme nouvelle. Nous
avons reçu dernièrement un catalogue donnant le
dessin de petits tricycles s'adaptant aux pieds desti-
nés à patiner sur les routes.

On dit que quelques années après l'invention de la Draisienne, en 1836, un tonnelier écossais Gavin Dalzell, auquel on avait donné à réparer une Draisienne, la transforma en une sorte de bicycle primitif. J'ai lu quelque part qu'une machine semblable a été vue en France vers la même époque. Mais ces faits sont restés isolés. Les recherches des membres érudits de la confrérie ont aussi mis en lumière des véhicules actionnés par les pieds, qui furent construits vers la fin du siècle dernier, et en Angleterre en 1774 (1) où une machine en bois à quatre roues, dirigée par deux hommes, fit son apparition à Hyde-Park, et en France, cinq ans plus

(1) Nous avons trouvé une indication antérieure dans la *Nature* du 7 août 1880. Ozanam, membre de l'Académie des sciences, en a donné la description en 1693. C'était une voiture à quatre roues, mises en mouvement au moyen de deux pédales; elle fonctionna à Paris pendant plusieurs années et aurait été imaginée par un médecin, M. Richard, de la Rochelle.

tard, où une machine sembable actionnée par des leviers au moyen des mains et des pieds, fut présentée, devant la cour de Louis XVI, à Versailles.

Tous ceux qui ont lu Dumas savent que ce monarque était un excellent serrurier, et il est probable que, sans la Révolution française, il aurait pu s'occuper du perfectionnement de cette machine et aurait ainsi passé, dans la postérité, comme père de la vélocipédie. Les cyclistes enthousiastes ont encore cru retrouver les indices de l'existence du bicycle dans une très haute antiquité.

Certains d'entre eux veulent le reconnaître dans des cartouches d'hiéroglyphes égyptiens et pensent retrouver des allusions à leur sport favori dans les poètes latins. Ils disent par exemple qu'Horace parlant de son

Justum et tenacem propositi virum.

le décrit indifférent à la ruine de son vélocipède

Si fractus illabatur orbis
Impavidum ferient ruinæ!

Il nous raconte encore que le cycliste
de l'époque

Spernit humum fugientem!

Faisait allusion évidemment à une
forme primitive de Draisienne. La question de vélocipédie militaire aussi a été an-
ticipée par Shakspeare qui voyait, en
imagination, Achille sur un bicycle quand
il s'écrie :

Mark what I say, attend me where I wheel (1).

C'est peut-être trop demander à nos lecteurs que d'adopter ces fantaisistes inter-
prétations : mais je ne puis m'empêcher de
citer un fait qui démontre que l'idée du

(1) Anglais, *to wheel*. — « Faire du velo. »

vélocipède semble avoir existé depuis longtemps dans l'imagination ; car un artiste du XVIIe siècle nous a même laissé le dessin de son rêve, qui, sous forme de vitrail, représente un ange sur une Draisienne. Ce vitrail, d'un haut intérêt pour l'archéologue se trouve dans l'église de Saint-Gilles à Stoke Poges, en Angleterre. L'Athenœum de 1869 en contient une description et il en est aussi fait mention dans *Notes and Queries* (série IV, volume IV, page 215). Tout récemment le Dr Cooke et M. Marsh, tous deux membres de la Société des Cyclistes, sont allés voir cette curieuse relique. M. Marsh a fait à ce sujet un court travail paru dans *The Wayfarer*. Nous reproduisons, d'après le dernier numéro de cette publication, le dessin du vitrail (1) dont nous empruntons la description suivante au journal *Wheeling*. « La fenêtre où l'on

(1) Voyez frontispice de cet ouvrage.

voit la Draisienne se trouve dans une chapelle qui communique avec l'aile nord de
l'église. Cette chapelle a la forme d'une
croix. Dans le couloir du côté droit,
de petits vitraux représentent des scènes
tirées de l'évangile de saint Marc et saint
Mathieu et le miracle de la multiplication
des pains. Du côté gauche, les vitraux ren-
ferment les portraits de saint Luc et de
saint Jean et le bon Samaritain, qui est
censé représenter feu M. James Coleman.
A l'intérieur de la vieille chapelle, se trouvent huit fenêtres renfermant d'autres
vitraux, et, au premier abord, le visi-
teur s'étonne de voir les sujets les plus
disparates réunis dans la même fenêtre.
Ici des portraits en pied de plusieurs
saints. Là, saint Antoine avec sa clochette
et son livre de prières se préparant à prê-
cher aux animaux, tandis qu'un sanglier
à ses pieds porte une clochette à l'oreille

droite. Ailleurs se trouve la figure d'une femme en armure complète et soutenant une enclume ; ailleurs encore, on voit un seigneur portant un sac d'argent à la ceinture et un mendiant qui demande l'aumône à genoux. Deux autres fenêtres contiennent les portraits de la Vierge et de l'Enfant Jésus. Les autres vitraux paraissent renfermer des fragments provenant d'origines diverses. La légende prétend qu'ils viennent du vieux manoir. Ils ont été rassemblés par des mains ignorantes et se trouvent souvent sens dessus dessous. En entrant à gauche dans la chapelle on voit la fenêtre en question. A sa partie supérieure, se trouve un oiseau, un nom et une date — 1643. — Deux écussons armoriés, puis un cercle ; au sommet du cercle, un canard ; au-dessus, un satyre cornu ; plus bas le « Dandy horse », tandis que la partie

inférieure du cercle est occupée par un
écu supporté par un dragon. Le segment
qui contient l'ange et le « Dandy horse »,
a 7 pouces 1/4 de longueur et 5 3/4 de
largeur. L'ange est nu et sans ailes. Il représente un jeune homme robuste, aux
cheveux bouclés ; il tient une longue trompette (nos cyclistes modernes se servent
d'une trompe plus courte) et paraît sonner
un appel vigoureux. La roue de devant
est très petite ; celle de derrière beaucoup
plus grande. La trompette passe par une
fente ménagée dans la tête de ce singulier
cheval. Au sommet du carré on voit des
rayons solaires, d'où sort une corde qui
se réfléchit sur une poulie et vient s'atta-
cher à la roue postérieure. Cet emblème
se rattache évidemment à la mission divine
du jeune homme et l'ensemble représente
peut-être la trompette du jugement dernier. Les pieds sont en mouvement ; le

pied droit frappe un nuage ; le pied gauche est relevé. Les autres parties de la fenêtre contiennent des figures bizarres ; un homme jouant du violon, un autre qui fume sa pipe : les costumes sont ceux de l'époque de Cromwell. Nous sommes convaincus qu'à l'avenir, l'église de Stoke Poges sera la Mecque des Cyclistes. » Le cadre restreint de cet ouvrage ne nous permet pas de nous étendre plus longtemps sur ce sujet. Le lecteur curieux trouvera dans les collections de la *Nature* d'intéressants articles sur l'historique du vélocipède et des fac-similé de gravures du temps, preuve nouvelle que c'est souvent par la caricature que nous parviennent des documents qui passeraient inaperçus (1).

(1) Voir la *Nature*, 7 août 1880. 24 janvier 1885. 18 décembre 1887. Ce dernier contient la reproduction de caricatures très fantaisistes du célèbre Cruikshank.

CHAPITRE II

DU VÊTEMENT

Il y a quelque temps, je vantais l'utilité du tricycle pour les rhumatisants, les goutteux et pour d'autres malades du même genre, à un fabricant d'essieux de vélocipèdes. A ma grande surprise, ce consciencieux constructeur me soutenait que le tricycle pouvait, au contraire, faire naître des douleurs chez ceux qui, jusqu'alors, n'en avaient point été atteints; il m'affirmait qu'ayant lui-même fait une promenade par un temps de vent, et s'étant mis en transpiration, il était revenu avec un lombago qui le cloua huit jours au lit. Ce fait n'a rien de surprenant. Loin d'être rare, cet accident facile à éviter est assez commun chez ceux qui ne suivent pas les règles prescrites. Accuserait-on la natation d'accidents qui résulteraient d'un bain pris mal à propos, en pleine digestion? Mettrait-on sur le compte de l'escrime les imprudences des tireurs? Doit-on renoncer à l'équitation, parce que cinq ou six jockeys se rompent le cou tous les ans, dans les steeple-chases? Evidemment, non. De même pour le tricycle. Si la fatigue et l'effort sont des questions personnelles, que chacun peut, jusqu'à un certain point, résoudre pour lui-même, il n'en est pas ainsi du vêtement. Tous les auteurs, en effet, sont unanimes à reconnaître que, pour faire de la vélocipédie, il est nécessaire d'être vêtu d'une manière appropriée et pour peu qu'on entre en transpiration, le moindre écart peut être suivi de conséquences fâcheuses. Il ne faut pas croire que cette question si importante ait été résolue à la légère, ni que l'on ait trouvé de suite et de toutes pièces le costume qui est reconnu maintenant comme le plus convenable. Nous le devons à l'expérience accumulée des milliers de cyclistes qui l'ont discuté depuis une dizaine d'années, et qui ont fini par en arrêter les grandes lignes à la suite d'une séance solennelle.

Lord Bury recommande, pour jouir entièrement du plaisir, de l'agrément et des bienfaits salutaires de la vélocipédie, d'avoir un costume correct et approprié.

« Au point de vue de la distraction et de l'hygiène, dit-il, c'est un point capital à observer. Celui qui s'aventure sur un vélocipède dans un costume mal choisi, proclame ainsi son ignorance dans l'espèce. » Le cycliste doit alors être vêtu d'une manière commode et pratique, la question d'élégance n'étant que secondaire. Les points essentiels, indiqués par lord Bury et M. Hillier, sont les suivants : le vêtement doit être dûment protecteur, c'est-à-dire qu'il devrait fournir une chaleur égale et suffisante à tout le corps, sans restreindre les mouvements ; il ne doit pas être trop ample ; il devrait être d'une étoffe très solide pouvant supporter l'usure ; un drap trop lâche prend la poussière ; l'étoffe doit être alors d'un tissu serré, d'une nuance moyenne ; la coupe de bon goût et la façon irréprochable. Tous les vêtements portés par le cycliste doivent être de laine ou de flanelle, sans mélange de coton ou de toile.

« L'expérience passée, disent les auteurs que nous citons, a démontré la nécessité absolue de supprimer le moindre fil de coton ou de toile dans le vêtement; car ces étoffes, quand elles ont été mouillées par la transpiration ou la pluie, donnent une sensation de froid humide partout où elles se trouvent. Et cela est surtout apparent, après une longue journée, quand le cycliste peut se sentir refroidi jusqu'à la moelle des os, et prend en conséquence un rhume sérieux.

« On a même rapporté des cas graves d'inflammation des reins due à l'existence dans la ceinture du pantalon d'une bande de toile. Bon nombre de tricyclistes entre les deux âges ne veulent monter qu'avec un pantalon de ville, et comme ils prennent nécessairement de vieux pantalons ordinaires (c'est-à-dire avec des ceintures doublées de toile), ils souffrent souvent des inconvénients auxquels nous faisons allusion, et on met sur le compte de la vélocipédie une maladie, entièrement due à l'imprudence de la victime. Des maux de gorge sont souvent causés par la bande de toile qui, le plus souvent, est appliquée au col de la chemise de flanelle. De plus, il y a souvent un petit carré de toile portant le nom et l'adresse du chemisier, qu'on perçoit très nettement lorsqu'il est mouillé et que le vent souffle dessus. »

Le cycliste doit encore s'assurer que son gilet de flanelle n'est pas garni d'une bande de toile; que la ceinture de son caleçon n'est pas doublée de cette étoffe ; ces mêmes recommandations s'appliquent à tout le vêtement, qui ne doit être doublé et renforcé qu'en flanelle. La chemise de flanelle, toute confectionnée, contient souvent une certaine proportion de coton, ce qui fait qu'après une longue course, le cavalier se trouve mal à l'aise et perd l'appétit. «D'un autre côté, disent nos auteurs, le ca-

valier vêtu de la tête aux pieds, tout en flanelle ou en pure laine, n'a rien à craindre
relativement. Il peut se tremper six fois
dans la journée, et quoique la situation ne
soit pas amusante, elle est sans danger ».
Par conséquent, celui qui apprécie la
santé et désire éviter les suites fâcheuses
qui résulteraient d'une imprudence, ferait
bien de se conformer au programme
ci-dessus indiqué du vêtement « *tout
laine.* »

Pour les questions de détails, je ren-
voie le lecteur au livre de Lord Bury et
aux travaux du Dr Tissié et de M. de
Baroncelli. Quant au vêtement des dames,
notre compétence risquerait fort d'être
récusée, d'autant plus que nous ne vou-
lons pas indisposer à l'avance nos char-
mantes lectrices, par nos vues sur l'usage
du corset. Celles-ci consulteront avec
profit les ouvrages déjà cités et en outre

le petit traité de miss F.-J. Erskine (1) « Tricycling for Ladies. » En dernier lieu, je donnerai le conseil aux personnes qui ont des montres de prix, de ne point les porter sur elles, quand elles sont en tricycle. Cet exercice, en effet, je ne sais exactement pour quelle raison, les abîme, et il est difficile de les remettre en état dans la suite.

(1) Londres, *Iliffe et son*, 1885.

CHAPITRE III

DE L'EMPLOI DU TRICYCLE DANS LES CAS DE VARICES, DE HERNIES, ET D'HÉMORRHOÏDES

On pourrait croire, *a priori*, qu'il serait difficile de faire du tricycle quand il existe un état variqueux des jambes. Cependant il n'en est rien. Non seulement les varices n'empêchent pas de faire du tricycle, mais je n'hésite pas à dire que j'en regarde l'usage comme le traitement par excellence de cette affection si pénible. Comme cette affirmation peut paraître, au prime abord, tant soit peu exagérée, pour ceux qui n'ont pas d'expérience pratique dans l'espèce, je citerai quelques-unes des observations que j'ai pu recueillir.

Le Dr B.-W. Richardson, membre de la Société royale de Londres (1), dit à ce sujet : « Il y a des personnes qui montant déjà en tricycle ou désireuses d'y monter, souffrent d'un état variqueux des veines de la jambe : elles posent fréquemment la question, si elles doivent ou non adopter cet exercice. « La première fois qu'on me » fit cette question, dit le Dr Richardson, » j'hésitai à accepter l'admissibilité d'un » tel exercice. Deux ou trois personnes » cependant, souffrant d'un engorgement » considérable des veines, me mirent hors » de cause et tranchèrent d'elles-mêmes la » question. Le premier tricycliste qui en- » freignit ainsi la règle que j'avais posée, » n'eut aucune raison de s'en repentir. Car

(1) *The Tricycle in relation to Health and Recreation*, 1886.

» l'hypertrophie des veines a presque dis-
» paru depuis qu'il monte. Dans un autre
» cas, le sujet n'a pas eu non plus à se
» plaindre, les veines restant sensiblement
» dans le même état, la santé générale
» ayant été très améliorée. Depuis cette
» expérience, j'ai modifié mon opinion pre-
» mière. Mais il y a cependant deux côtés
» de la question : c'est-à-dire il y a des per-
» sonnes qui peuvent monter en tricycle
» avec sûreté tandis que d'autres ne le
» peuvent pas. Cela dépend d'une raison
» très claire et très évidente. Chez certai-
» nes personnes, le gonflement des veines
» est entièrement local ; il ne dépend pas
» d'un obstacle organique au retour du
» courant sanguin, allant vers le cœur
» droit. Ces personnes ont des habitudes
» sédentaires et la circulation étant peu
» active, il résulte un ralentissement du
» retour sanguin, d'où distension des vei-

« nes qui prennent un état variqueux. Ces
« cas sont améliorés par l'exercice. L'exer-
« cice facilite l'activité du courant sanguin;
« la circulation à travers le foie se fait
« plus librement et on respire mieux. Les
« veines se vident mieux et la pression in-
« térieure étant diminuée, elles reviennent
« à leur état normal en vertu de leur con-
« tractilité, à tel point que chez les jeunes
« gens, une véritable guérison peut en ré-
« sulter. Chez d'autres les conditions ne
« sont pas aussi favorables ; le gonflement
« des veines n'est pas purement local et
« dû à un défaut d'activité. Les troubles
« sont dus à une obstruction du sang dans
« l'un des grands organes vitaux, foie,
« cœur ou poumons. »

Dans le *Monthly Gazette* de février
1886, M. G.-S. Mahomed donne son avis
sur cette question, et sa compétence dans
l'espèce est absolument irrécusable, en sa

triple qualité de médecin, de tricycliste, et de porteur de varices. M. Mahomed raconte qu'il a adopté le tricycle parce que la marche nécessaire pour visiter ses malades devenait une fatigue trop considérable pour les jambes; le remède fut efficace. « En pratique, le tricycle n'est pas mauvais pour les varices et on en comprend la raison : cet exercice diminue la hauteur de la colonne sanguine, ce qui diminue la pression. »

Le Dr Bellencontre (1) dit à ce propos : « On a accusé le vélocipède de produire des varices aux jambes — c'est inexact. Il active au contraire la circulation veineuse : la progression du sang s'opère sous l'action combinée des contractions musculaires et du jeu des valvules... C'est donc au contraire lorsque les muscles sont

(1) Dr Bellencontre, *Hygiène du vélocipède*. Paris, 1869.

condamnés au repos, comme dans la plupart des professions sédentaires ou chez les individus obligés à une station prolongée, que les varices surviennent et non chez les vélocemen. »

Le cas le plus remarquable de ce genre est certainement le suivant ; et, comme il a été rapporté avec toutes les garanties de l'authenticité, sous la responsabilité du major Knox Holmes, je le transcris textuellement : « Quant à l'effet du tricycle, sur les varices, dit la personne elle-même, je rapporterai, pour le bien de tous ceux que cela intéresse, que j'en ai grandement souffert depuis seize ou dix-huit ans. Inutile d'ajouter que j'ai consulté les médecins les plus éclairés, mais sans aucun résultat. Il y a trois ans, mes enfants avaient un tricycle tandem, qu'on me fit essayer, et j'éprouvai un tel soulagement après l'expérience que peu après je fis l'acquisition d'un tricycle pour moi-même..... Comme j'étais très peureuse et que je craignais de verser et de tomber, je croyais que la machine étant ouverte en avant, je risquais moins de blesser mes jambes en cas d'accident. Grâce au major Knox Holmes qui me prêta un jour son « cripper », je crois que j'ai trouvé un moyen de guérison de mes varices ; j'étais tellement étonnée de la facilité avec laquelle je marchais, que j'en commandai un le lendemain. Ma première excursion fut de Chancery Lane à Ripley, aller et retour dans la journée, et non seulement je n'étais nullement incommodée, mais encore j'en éprouvais un grand soulagement. »

Enfin, dans une lettre très intéressante où l'auteur réclame l'anonyme, et qui m'est adressée par le Dr X..., je lis ce qui qui suit :

« Il y a deux ans, je crois, j'ai demandé

dans la *Touring Club Gazette* si des « riders », atteints de varices des membres inférieurs, n'avaient point éprouvé quelque inconvénient de ce genre de locomotion et j'ai eu quatre ou cinq réponses toutes unanimes à constater que, loin de nuire, l'exercice du tricycle avait amélioré l'état variqueux des membres. Parmi les réponses s'en trouvait une d'un confrère qui croyait devoir me donner, en plus de son expérience personnelle, une explication théorique, et une autre, d'une dame qui, après avoir subi les traitements les plus variés, n'avait pu sortir et prendre quelque exercice que depuis qu'elle avait essayé du tricycle. »

Une autre question qui se pose très fréquemment et que le médecin aura souvent à résoudre est celle de la possibilité de faire du tricycle dans les cas de hernies. A cette question, la réponse peut être faite sans réserve. « Une expérience prolongée, disent lord Bury et M. Hillier, a démontré que la hernie n'est rarement ou jamais causée par la vélocipédie (à moins que ce soit par une chute funeste), mais encore que les personnes qui en sont atteintes peuvent monter et faire de longs parcours sans gêne ni souffrance. C'est pour cette raison, par conséquent, que nous conseillons au novice de consulter un médecin ayant une compétence pratique. »

Le Dr Cresswell, écrivant dans *the Lancet* (1), dit qu'il n'a jamais rencontré un cas de hernie causée par le bicycle, et que personnellement il n'aurait aucune hésitation à en faire usage, s'il était porteur d'une semblable infirmité. « Je connais, dit-il, un sujet qui est presque toujours obligé de se maintenir quand il tousse, et cependant, il m'affirme que chaque fois qu'il va en bicycle, même en attaquant

(1) *The Lancet*, 1882, vol. II, p. 337.

une côte en vitesse, il ne se ressent de rien à l'endroit faible. » Le Dr H.-L. Cortis (1) exprime une opinion semblable. « On a pensé, dit-il, que le bicycle a une tendance à produire des hernies. Nous n'avons pas connaissance d'un fait de ce genre ; au contraire, nous connaissons des hommes, porteurs de hernies, qui montent constamment pour le plus grand bien de leur santé générale. Cette croyance a peut-être pris naissance dans la fréquence supposée de cette affection chez ceux qui montent à cheval et dans l'analogie apparente entre ces deux exercices. »

Le Dr Tissié (2), de Bordeaux, s'exprime de même. « On a accusé le vélocipède de provoquer les hernies ; j'avoue ne pas en avoir de cas ; l'enquête que j'ai ouverte à ce sujet est restée muette. » Plus loin, il

(1) *Principles of Training for Amateur Athletes.* Londres, 1886.

(2) *Hygiène du vélocipédiste.* (*Véloce-Sport.*)

est encore plus catégorique et conclut « que le vélocipède ne provoque pas de hernie et n'empêche pas les malades qui en sont atteints de se livrer à ce sport. » Nous pourrions multiplier les citations à ce sujet ; tous les auteurs sont unanimes sur ce point. Nous nous bornerons, cependant, à ne rapporter qu'un seul autre fait, qui possède un intérêt tout spécial, en ce que le sujet est lui-même médecin. Ecrivant au *Monthly Gazette*, que nous avons déjà cité, notre confrère, membre du Collège Royal des chirurgiens, dit : « Ce que vous dites sur la Draisienne de 1818, comme cause de hernie, m'a beaucoup intéressé, et cette machine a, jusqu'à un certain point, transmis cette mauvaise réputation au bicycle actuel. J'ai été moi-même porteur de hernie inguinale double pendant une grande partie de ma vie, et j'ai dû faire usage d'un bandage. Mais depuis que je fais du tricycle, mes hernies se sont, je ne sais comment, guéries, et je ne porte pas de bandages depuis un an. Je ne dis pas que le tricycle les a guéries, mais je dis que les hernies ont disparu. »

Disons, pour terminer ce chapitre, un mot sur les hémorrhoïdes. C'est un fait indiscutable que l'équitation produit quelquefois des hémorrhoïdes. Je n'en ai jamais vu chez les tricyclistes et c'est aussi l'expérience des confrères que je viens de citer ; Cortis dit même que deux de ses amis, atteints de cet inconvénient, loin de le voir s'aggraver, sont très certainement mieux quand ils font du tricycle.

Le Dr Tissié assure que les hémorrhoïdes, au lieu d'augmenter par l'usage du vélocipède, semblent diminuer pendant tout le temps que dure l'entraînement, pour se développer de nouveau quand cesse cet entraînement.

CHAPITRE IV

LE TRICYCLE POUR LES IMPOTENTS

Si les affections du système veineux, en général, et les hernies n'empêchent pas de faire du tricycle, de même la gêne mécanique résultant d'anciennes paralysies et ankyloses, voire même de la privation d'un ou de plusieurs membres et d'organes, ne s'y oppose pas.

Le *Daily News* donne le résumé suivant d'une petite brochure rédigée par un impotent goutteux pour faire connaître les moyens qui lui ont réussi. L'auteur nous dit d'abord qu'il n'a pas perdu confiance dans les médecins, et en vérité ce fut son vingtième médecin qui réussit à le guérir et à faire naître un état d'esprit tel qu'il pût entreprendre avec plaisir la tâche de raconter ses aventures. Il avait hérité de la goutte de ses parents. Jusqu'à l'âge de trente ans, il avait joui d'une assez bonne santé. Mais un jour, pendant une leçon d'équitation, il se foula le genou ; il se déclara ensuite une affection qu'on désigna sous le nom de goutte rhumatismale. Les D^{rs} 3 et 4 le soignèrent dans cette occasion ; les n°s 1 et 2 étaient de vieux amis qui lui donnèrent des conseils plus tard. Ayant échappé cette fois à la maladie, le patient raconte qu'il fut atteint d'une affection tout à fait différente, affection dont les symptômes mentaux sont aussi difficiles à traiter que la goutte elle-même ; en un mot il devint amoureux et passa dans le camp des maris. En 1879, il fut alité à

la suite d'un nouvel accès de rhumatisme.
Un médecin n° 7 fut appelé et le traita avec
succès, mais énergiquement. Ensuite vin-
rent les Drs 2, 5, 8, 9. Le n° 6 fut appelé
avant 1878, au cours d'une grande consul-
tation. Parmi les autres, il y avait un ho-
mœopathe n° 11, et un esprit original le
n° 12, un médecin du midi de l'Angleterre
qui chercha à remonter le malade, en ex-
primant la surprise et le plaisir qu'il éprouva à voir qu'il avait déjà survécu à onze autres praticiens. Ce malade intéressant était
destiné cependant à résister à huit autres
médecins. Le n° 10 à Londres le dirigea
sur le n° 13 à Aix-les-Bains ; de là à Buxton
où il consulta le n° 14 : et à Bath le n° 15 ;
une célébrité chirurgicale fut le n° 16 ; un
médecin de campagne le n° 17 et un de
ses confrères le n° 18. Le n° 19 était une
autorité célèbre, spécialiste pour la goutte
mais dont le traitement, d'après l'aveu

même du malade, ne paraît pas avoir été consciencieusement suivi. Enfin nous arrivons au n° 20 qui fut appelé vers la fin d'un accès de rhumatisme articulaire aigu. Le malade était arrivé à la période de fauteuil roulant et de béquilles et était, selon toutes les apparences, condamné à l'impotence. Un jour cependant le n° 20 lui conseilla de monter en tricycle. Ai-je besoin de dire que le malade considéra cette proposition comme une plaisanterie funèbre ; le médecin était néanmoins sérieux. Le malade se laissa convaincre et pendant longtemps ses membres ankylosés furent soumis à des exercices de courte durée sur le cheval de fer. Un vieil ami médecin lui prédit que ce traitement lui donnerait la mort. Mais le n° 20 l'encouragea à persévérer. Les détails de la cure sont laissés à l'imagination du lecteur ; l'ex-malade nous assure qu'il peut aujourd'hui faire une promenade de 20 à 25 milles et, malgré un peu de claudication, il jouit d'une bonne petite santé.

Nous venons de voir que la raideur des articulations n'est pas une cause d'empêchement pour faire du tricycle. La perte d'une jambe et même de deux ne l'est pas davantage.

L'expérience d'un des membres du *Cyclist Touring Club* montre le parti inespéré qu'on peut quelquefois tirer du tricycle; elle est consignée dans la gazette mensuelle de cette association (1). Quand il commença à essayer du tricycle, trois ans auparavant, il était paralysé du côté gauche à tel point que le bras ne pouvait que s'appuyer sur la barre du gouvernail, et le pied du même côté, incapable d'actionner la pédale, ne faisait que s'y reposer. Au bout d'un an de travail persévé-

(1) *Monthly Gazette*, janvier 1885.

rant le *Record* le plus élevé pour une journée était de cinq milles soit 8 kilomètres.
Pendant les douze derniers mois écoulés,
à son grand étonnement et à l'étonnement
de ses amis, il a enregistré un total de
4,000 milles soit 6,400 kilomètres, ayant
quelquefois parcouru 80 milles, c'est-à-
dire 128 kilomètres dans une journée.
L'âge de cet intrépide adepte est de cin-
quante ans environ. Un autre numéro du
Monthly Gazette contient des faits semblables. Un monsieur écrit ainsi : « Il est
vrai que j'ai deux jambes ; mais, comme le
genou gauche est ankylosé, je ne puis me
servir que d'une seule..... Il y a trois ans,
je fis l'acquisition d'une machine qu'on
fait marcher avec les mains et les
pieds, ensemble ou séparément. Ma vitesse
moyenne est de 6 milles (9 kil. 1/2) à
l'heure, et je puis faire 96 kil. dans la
journée. En 1886, j'ai parcouru 2,100 mil-

les (plus de 3,000 kil.). » M. R.-H. Charl-
sley, connaît un monsieur, amputé de la
hanche; il est parti de Londres un soir,
arrivant le lendemain matin à sa desti-
nation, distante de 80 milles. Citons
comme curiosité, plutôt que comme application pratique, le voyage de Glascow à
Londres d'un vieil Ecossais privé des
deux jambes.

Il y a d'autres personnes dont je dois
m'occuper et je m'adresse spécialement à
celles qui, menant une vie sédentaire ou
étant plus âgées, éprouvent une raideur
pénible dans les membres et les jointures
et montrent une répugnance marquée
pour les mouvements vifs, sachant, par
expérience que tout exercice violent leur
est impossible.

Pendant un voyage en automne, j'ai ac-
compagné un cavalier qui, quoique beaucoup plus âgé que moi, me gagnait de vi-

tesse et m'avoua qu'avant de commencer, il avait les muscles et les jointures tellement raides, qu'il pouvait à peine monter sur le tricycle. Quelques semaines d'essai l'avaient assoupli au point que soit en marchant ou en montant (car, invariablement, il montait à pied les collines escarpées tout en poussant la machine devant lui), il pouvait faire en moyenne tous les jours 5 à 6 milles par heure pendant cinq ou six heures, tâche qu'il trouvait facile.

Nous avons eu récemment l'exemple d'un tricycliste ayant dépassé soixante-dix ans, qui remporta l'avantage sur des jeunes gens, et cela avec une supériorité incontestable, après avoir parcouru plus de milles en un jour que d'années en sa vie.

Je connais un homme de soixante-dix ans qui avait de la rigidité dans les articulations des membres inférieurs. Je lui conseillai d'apprendre à monter en vélocipède.

Ses débuts furent pénibles; il résista et après une douzaine de leçons, il parvint à faire 2 kilomètres, en 20 minutes : aujourd'hui les articulations sont plus souples, la marche plus facile et il est bon veloceman.

Comme pour beaucoup de questions se rapportant au tricycle, il y a divergence d'opinions sur le point de savoir si l'emploi en est utile ou nuisible dans les maladies des poumons. Ici encore c'est une affaire de degré et de mesure. Très certainement on ne conseillerait point à un phthisique avancé de monter sur un tricycle ; et on recommanderait à tout malade faible des poumons, auquel cet exercice pourrait convenir, d'en user avec prudence. Voilà certainement quelle serait la réponse des médecins qui sont en même temps vélocipédistes. J'ai recueilli dernièrement de la bouche d'un de nos champions bien con-

nus, la relation suivante : « J'étais condamné, dit-il, il y a douze ans, par les médecins pour une maladie de poitrine. Je ne
pouvais alors faire un seul kilomètre à pied
sans essoufflement et les symptômes physiques ne laissaient aucun doute sur la nature du mal. C'est alors qu'étant à Londres,
mon docteur me conseilla d'essayer du bicycle, prescription que je suivis bien contre
mon gré ; car les machines, à cette époque,
étaient loin d'avoir atteint la perfection
d'aujourd'hui, et d'être entrées dans les
habitudes, comme elles le sont actuellement. Après quelques essais je parvenais
à faire des promenades de quelques milles
et peu à peu ma santé se rétablit. »

J'ai encore connaissance d'un fait ana-
logue. Un monsieur, délicat de poitrine, a
été remarquablement amélioré et, tout en
conservant ce que ses médecins qualifient
de bronchite chronique, il monte aujour-

d'hui toutes les côtes des environs de Paris, tandis qu'auparavant il ne pouvait pas faire 100 mètres sans essoufflement.

Le *New England medical Gazette* renferme un fait encore plus probant. Un dentiste, avec tous les symptômes d'un commencement de phthisie pulmonaire, toux, expectoration, hémoptysie, sueurs nocturnes, amaigrissement, reçut le conseil de monter en bicycle; à la fin de la saison, tous ces symptômes étaient diminués ; il y a deux ans de cela et le monsieur en question est actuellement en excellente santé et s'occupe activement de sa profession.

Je ne puis m'empêcher de citer un dernier fait de ce genre qui se rapporte à l'auteur même d'un des traités les plus intéressants sur la matière (1) . « J'étais toujours, dit-il, un enfant maladif et je ne me

(1) *The Pleasures, Objects and Advantages of Cycling* par Faed, London, 1887.

distinguais dans aucun jeu d'adresse ; ma poitrine était faible ; mes membres d'une force moyenne. A l'âge de douze ans, j'eus la scarlatine d'une forme tellement maligne qu'après avoir été condamné, je me tirais à grand'peine d'affaire. Depuis ce temps jusqu'aujourd'hui, il y a de cela seize ans, je suis resté complètement sourd. Jusqu'à dix-huit ans, toujours chétif et délicat avec une figure d'une pâleur extrême, court d'haleine, faible de poitrine, j'étais incapable de courir ou de ramer un mille sans m'arrêter. Les médecins secouèrent la tête en m'auscultant et mes camarades étaient tous convaincus que j'avais une phthisie galopante... Dix années ont opéré une véritable transformation : il est vrai que j'ai dix ans de plus, mais ma santé physique ne laisse maintenant plus rien à désirer. Ma figure a pris le teint rosé de la santé. Mon haleine et mes jambes me suffisent pour remporter de temps à autre des prix de courses sur des concurrents sérieux. Je monte en « vélo » tous les jours de l'année..... Je parcourais en 1885, 7,000 milles, (plus de 11,000 kilomètres) sans avoir un jour de maladie. Ce changement est dû entièrement à la vélocipédie. En 1876, il me prit une toquade du bicycle, et depuis je suis resté fanatique et pour le bicycle et pour le trycycle. Mes amis firent leur possible pour me détourner de ma passion « je n'étais pas assez fort ». Mais l'anticycliste le plus envenimé reconnaît maintenant que cet exercice m'a sauvé la vie et chaque membre de ma famille est maintenant ciclyste. »

CHAPITRE V

LE TRICYCLE POUR LES FEMMES

Dans le cours de ce livre, nous sommes amenés à parler des femmes d'une manière générale. Sans entrer dans des questions trop intimes, nous allons traiter le sujet d'une manière plus spéciale.

Une dame écrivant dans le *Monthly Gazette* de décembre 1887, dit : « Il y a quatre ou cinq ans, ma santé était très délicate et j'étais incapable de supporter la plus petite fatigue. Aujourd'hui je fais 70 milles dans la journée, et je puis ramer longtemps sans lassitude. Ma santé actuelle peut être due à autre chose, mais mes amis, pour la plupart, l'attribuent au tricycle », Madame Hoggan, docteur en médecine que nous avons l'occasion de citer dans le cours de ce livre, reconnaît également l'avantage qu'il y a pour les femmes à faire du tricycle. Elle écrit : « Sans doute le « cyclisme » est de la plus haute valeur pour les femmes au point de vue hygiénique et il a le grand avantage d'être un exercice approprié pour les personnes d'âge mûr disposées à l'embonpoint, dont beaucoup n'ont pas la force ni la santé pour faire de longues marches. Les femmes délicates et les jeunes filles retirent un grand bien de l'emploi modéré du tricycle. Mais ici donnons un utile avertissement. Les femmes souffrant d'une des maladies spéciales à leur sexe devraient prendre un avis éclairé quant à l'admissibilité de cet exercice. J'ajouterai

que dans beaucoup de cas une connaissance pratique de la vélocipédie est nécessaire pour le médecin, s'il doit formuler
un avis utile à ce sujet. »

M. Morley, membre du Collège royal
des Chirurgiens de Londres, dit encore :
« J'exerce la médecine depuis vingt-cinq
années ; je fais de la vélocipédie depuis
six ans et je suis président d'un cercle de
vélocipédistes, dames et messieurs, depuis
quatre ans. Je dis sans hésitation que l'emploi du tricycle est utile pour toutes les
femmes, mariées ou demoiselles, à une
seule condition, c'est-à-dire qu'elles soient
vêtues d'une manière appropriée pour la
circonstance. Ma femme use du tricycle
depuis aussi longtemps que moi-même et
à partir de cette époque elle s'est mieux
portée qu'auparavant..... Cet été, grâce à
la chaleur excessive et au mauvais état des
routes, elle n'a pas pu en faire ; en con-

séquence elle a souffert de dyspepsie. »

Violet Lorne, la spirituelle chroniqueuse du *Bicycling News*, s'exprime ainsi à ce sujet : « Il n'y a pas de médecin dans ce pays qui ne conseille le tricycle en modération à ses clientes. Nécessairement il faut ici, comme en tout autre chose, se guider par la raison et le bon sens. Il n'est pas prudent par exemple de permettre aux jeunes filles en croissance de monter sans restriction. Une femme atteinte de scoliose ou d'entorse ferait bien de s'en abstenir…. mais pour la plupart des femmes, de santé moyenne, le tricycle est un exercite utile au-delà de toute expression ; personnellement, ajoute-t-elle, je l'ai trouvé le meilleur des soutiens pour le travail et le surmenage du cerveau et un excellent tonique dans la fatigue nerveuse et la dépression mentale. »

Un correspondant de la *Lancet* (1er vol.

84), affirme que le tricycle est utile pour les femmes, quelques-unes mêmes souffrant de maladies utérines en ont retiré le plus grand bien. Le Dr J.-C. Nevitt (1), va jusqu'à dire qu'une femme enceinte peut avec des précautions ordinaires monter en tricycle pendant toute sa grossesse.

Le Dr H.-A. Allbutt préconise également le tricycle pour les femmes. « Ayant, dit-il, une clientèle étendue parmi le monde féminin, j'ai l'habitude de conseiller le cyclisme modéré dans beaucoup de cas de faiblesse, d'appauvrissement du sang, de nervosisme, d'indigestion, de torpeur du foie et dans d'autres maladies fonctionnelles spéciales aux femmes. J'ai constaté que quand on suit ma prescription l'état de la santé s'améliore d'une façon remarquable. »

Une malade, écrivant dans la *Monthly*

(1) *The Lancet,* vol. Ier, 85.

Gazette, s'exprime ainsi: « Je n'ai jamais été d'une santé robuste et depuis des années je souffre le martyre avec des maux de tête névralgiques accompagnés de vomissements, devant lesquels a échoué la science des médecins les plus autorisés. Il y a quelques années, j'ai commencé le cyclisme avec mon mari et ma fille, et le résultat a été une grande diminution de mon ancienne maladie si pénible, et un accroissement général des forces. Je suis convaincue que toutes les femmes se porteraient mieux si elles prenaient assez d'exercice au grand air et je conseillerais particulièrement la vélocipédie, car elle fera disparaître le rhumatisme, la névralgie, la migraine, l'indigestion, l'insomnie et l'ennui qui mène à tant de maux. »

Le *Wheeling*, du 12 mars 1886, cite l'observation d'une dame de Boston relatée par Abbot Bassett, dans le *Congregatio-*

nalist. Elle était impotente depuis de longues années — il lui était impossible de faire à pied une promenade d'un mille : elle ne pouvait monter les escaliers sans aides, et quand elle sortait en voiture elle était obligée de garder le décubitus dorsal, c'est-à-dire une position couchée. Son médecin lui conseilla d'acheter un tricycle : elle suivit cette ordonnance et fut tout étonnée de pouvoir faire de longues courses sans fatigue. « Je l'ai accompagnée, dit l'auteur de cette observation, dans des parties de tricycle, et je l'ai vue accomplir ses 20 milles et même davantage, plus d'une fois, et terminer l'excursion dans de très bonnes conditions. » Le Dr Geo. E. Blackham, dans le *Medical Brief,* conseille aussi l'emploi du tricycle dans le cas de ce genre. « Je connais, dit-il, des malades atteintes de soi-disant « irritation spinale », qui ne pouvaient faire même de courtes promenades et manquaient ainsi d'exercice nécessaire. Ces malades ont été tellement améliorées par l'emploi du tricycle que leur santé est maintenant parfaite ; elles ont fourni des courses prolongées (dans un cas 80 kilomètres dans la journée), et elles peuvent faire à pied de 3 à 5 milles (4 à 8 kilomètres) sans trop de fatigue.

L'auteur anonyme de *Women on Wheels,* dit que les femmes qui s'élèvent contre le tricycle, sont celles qui se trouvent empêchées par des douleurs et des malaises, ou par le tissu adipeux, de suivre elles-mêmes ce passe-temps, et encore celles qui sont peureuses sans retour ou qui manquent d'énergie. A celles-ci je dirai, essayez-en. Les médecins commencent à reconnaître que la vélocipédie est une excellente chose pour les rhumatisants, et il y a des dames, pesant 100 kilogrammes et bien au delà qui sont des cyclistes de première force. Les timorées constateront que l'exercice journalier à tricycle fera merveille en remontant les nerfs et les paresseuses acquerront une réserve de forces en substituant de temps à autre une promenade joyeuse à la lecture du dernier roman à sensation ». J'insiste sur la nécessité de la modération, surtout dans les commencements; je suis convaincu que lorsque la novice ressent des effets fâcheux, ceux-ci peuvent être attribués quatre-vingt-dix-neuf fois sur cent au surmenage, provenant du désir de surpasser les plus forts. Il ne faut jamais oublier que la vélocipédie met en jeu des muscles qui sont rarement employés pour la marche; si ces derniers sont exercés d'une manière exagérée par la débutante, il est assez naturel de ressentir une courbature et un malaise général au point qu'on ne veut plus en entendre parler.

J'ai moi-même constaté l'influence salutaire du tricycle chez une jeune femme qui ne l'a certainement pas employé sur l'avis de son médecin, car pour cet exercice comme pour celui du cheval, j'ai le regret de constater l'existence de ce préjugé, que l'un et l'autre sont nuisibles dans les maladies utérines. Il en est tout autrement. Bien des cas de stérilité sont guéris par l'équitation. J'ai en ce moment, dans ma clientèle, une jeune femme, mariée depuis huit ans, et restée sans enfants depuis une première fausse-couche. L'été dernier elle a pris pendant quelques mois des leçons d'équitation, qu'une grossesse est venue interrompre. Je ne serais pas étonné de voir des résultats semblables avec le tricycle. Dans tous les cas le fait suivant démontre combien l'usage peut

en être utile dans les maladies utérines.
Madame X..., âgée d'environ trente ans, a
eu deux enfants dont le plus jeune a six
ans. Le dernier accouchement fut suivi
d'une péritonite. Depuis cette époque
madame X... est restée sujette à des crises
de douleurs abdominales ; elle a en outre
des varices qui rendent la marche assez
difficile. Il y a six mois que madame X.
fait du tricycle, et aujourd'hui, malgré ses
varices, elle est devenue tellement habile au
maniement de cette machine, que son mari
a de la peine à la suivre. Elle fait sans fatigue l'ascension de la côte de Saint-Cloud
à Versailles. Les douleurs périodiques du
ventre ont complètement disparu et elle
n'a plus l'embonpoint qui existait auparavant.

CHAPITRE VI

LE TRICYCLE DANS LE RHUMATISME
ET LA GOUTTE

Bon nombre de maladies, auxquelles nous sommes sujets, nous viennent du manque d'exercice. Il en résulte un défaut de combustion organique, auquel est souvent associé un excès d'apport de matériaux combustibles. Mon intention n'est pas de faire un exposé théorique de l'étiologie des maladies auxquelles je fais allusion : le Rhumatisme, la Goutte, l'Obésité, et leurs congénères, l'Asthme et le Diabète. Toujours est-il que dans ces affections, on rencontre une rétention de principes nuisibles résultant de l'oxydation incomplète des aliments, état pathologique auquel on pourrait souvent remédier par un régime et un exercice convenables. Dans la goutte, il y a excès d'urates et d'acide urique; dans le rhumatisme, il y a aussi un excès d'acides, soit urique, soit lactique, et peut-être, comme l'a supposé Maclagan, l'intervention d'un micro-organisme (1).

Il y a des personnes, dit le Dr Richardson, qui sont goutteuses par hérédité, soit parce qu'elles sont nées de parents goutteux ou que des membres de leur famille

(1) Je laisse de côté à dessein la question de l'intervention des microbes et des leucomaïnes. Le Rhumatisme est peut-être, comme la mal'aria, une maladie miasmatique, et c'est probablement par la quantité d'oxygène qu'ils respirent que les cyclistes se débarrassent de leur ennemi. Karl Kron s'est guéri ainsi d'impaludisme qui avait résisté à tout traitement.

sont sujets à cette affection. — Elles-mêmes, tout en n'ayant jamais souffert d'une attaque aiguë, ressentent ce que l'on appelle des symptômes larvés, accompagnés d'un grand découragement d'esprit, de mauvaise humeur et d'une irritabilité générale. Encore ces personnes font-elles partie d'une classe grandement soulagée par l'exercice du tricycle auquel elles s'adonnent sans excès.

Le tricycliste, goutteux par tempérament, devrait toujours avoir ce renseignement en mémoire. Cela l'aiderait à expliquer certaines contradictions qu'il entendra certainement à l'égard des effets du tricycle sur les hommes de sa nature, et lui rappellera le genre d'exercice qui lui convient.

Ces précautions doivent s'étendre aux gens âgés, à ceux entre les deux âges qui travaillent beaucoup, aux personnes sédentaires et aux jeunes. Ceux-ci peuvent monter sans risques, mais doivent être attentifs aux règles du bon sens.

Le Dr Gordon Stables est devenu un fervent du tricycle auquel il doit lui-même la santé. Voici en quels termes il raconte sa guérison (1). « Il y a dix ans, alors âgé de trente-cinq ans, je pris ma retraite et quittai la marine souffrant le martyre avec des rhumatismes que j'avais contractés sur les côtes de l'Afrique et aux Indes. J'adoptai la profession de littérateur. Il n'y avait pas là de vertu curative, mais je me mis bientôt à faire, d'abord du bicycle, ensuite du tricycle. Mes rhumatismes revenaient périodiquement et duraient six semaines, pendant lesquelles je ne pouvais presque pas me tenir debout, ni dormir au lit sans avoir les jambes et les pieds élevés. Depuis que je fais usage du

(1) *Health upon Wheels*, par le Dr Gordon Stables.

vélocipède et que j'ai ainsi découvert un moyen agréable pour entretenir la peau en parfait état, je n'ai jamais eu le plus léger soupçon de rhumatisme..... Le tricycle a chassé mes douleurs et allégé mon esprit, et m'a fait, physiquement et mentalement le double de ce que j'étais, le jour mémorable où je quittai l'hôpital d'Haslar. »

Des faits très nombreux de ce genre me sont rapportés. Parmi les plus instructifs et les plus intéressants, je citerai encore le cas personnel du D^r X***, dont j'ai eu l'occasion déjà de parler, et auquel je dois d'utiles renseignements sur d'autres questions traitées ici. « Il est vrai, dit-il, qu'arthritique et rhumatisant, j'ai été amené à faire du tricycle, dans la conviction que cet exercice me serait infiniment salutaire. C'est ce qui a eu lieu en effet ; j'ai poussé ainsi de nombreuses suées qui m'ont valu plusieurs saisons à Royat.

Depuis que j'ai complètement *mastered*, cet acrobatique instrument, je sue rarement, et j'ai tort. Mais, néanmoins, toutes les fois que je fais une course un peu longue, mon appétit est excellent et mes digestions parfaites et beaucoup plus rapides. Il y avait six mois que je n'étais monté en selle, et hier j'ai fait huit lieues en deux étapes : je suis revenu avec vent debout et j'ai essuyé une tempête de neige. Eh bien ! je n'étais pas fatigué, puisqu'ici en arrivant je me suis mis à faire mes courses en ville, à pied. J'ai parfaitement dormi, et ce matin je me sentais plus dispos que jamais.

» Si vous voulez faire des recherches dans la collection des journaux de sport anglais, *The Tricyclist, The Cyclist, The Cyclist Touring Club Gazette,* vous trouverez dans la correspondance des documents sur la question que vous traitez. »

Un clergyman raconte, dans un style laconique, comment il a été amené à faire usage du tricycle : « Revenus, dit-il, 5ooo fr., famille nombreuse ; paroisse comprenant montagnes et vallons ; côtes et combes ; 10 milles (16 kilomètres) dans un sens, 9 milles dans l'autre. Comment dans de telles conditions se passer d'un cheval ? Voilà la question qui me préoccupa au moment où je gardais la chambre souffrant d'un accès de lombago. Des amis obligeants insinuèrent que c'était folie d'avoir un cheval. Mes paroissiens au contraire en reconnurent la nécessité. Que faire ? Idée lumineuse, acheter un tricycle ! » Le prêtre nous donne une relation amusante des difficultés qu'il éprouva à faire choix d'une machine et des essais qu'il fit de différentes montures. Il conclut. « Faut-il ajouter que depuis que je suis devenu tricycliste, mon vieil ennemi le lombago m'a complètement quitté et que je me sens, en général, plus fort et mieux portant que je ne l'ai jamais été. »

Un autre personnage, qui doit sans aucun doute le plus grand bien à l'exercice du tricycle, s'exprime ainsi :

— Je suis convaincu, dit l'honorable Robert Lowe, ex-chancelier de l'Echiquier (1), que si les personnes, entre les deux âges, voulaient faire de la vélocipédie, elles s'en trouveraient bien : c'est le meilleur antidote pour la goutte. »

C'est qu'en effet, dans l'ordre d'idées exposées plus haut, le défaut d'oxydation dû à la diminution dans le sang, et des hématies, qui charrient l'oxygène, et de l'hématine qui sert à le fixer dans les globules, joue également un rôle im-

(1) Robert Lowe, ancien ministre des finances en Angleterre, porte maintenant le titre de Lord Sherbrooke.

portant. En augmentant l'oxydation, le tricycle détruit le miasme, et amène une combustion plus parfaite des déchets organiques. L'emploi en est par conséquent de la plus grande utilité dans la goutte et le rhumatisme.

Certaines manifestations rhumatismales et goutteuses, affectant les organes les plus délicats, et qui en apparence semblent réclamer les plus grandes précautions, sont victorieusement combattues par l'usage du vélocipède.

Un clergyman, le Rév. C.-E. Ranken, chef consul du C. T. C. (Cyclists-Touring-Club), m'a fait la relation suivante :

« Il faut tout d'abord vous dire que je souffre de faiblesse du cœur et en même temps d'une hypertrophie du foie, qui m'est restée à la suite d'une jaunisse, que j'ai eue dans le temps. J'ai soixante ans et depuis dix ans je fais du tricycle avec le meilleur résultat pour ma santé. Si je marche ni trop vite, ni trop loin, l'exercice a un bon effet sur le foie ; alors mon cœur ne se porte pas plus mal. Je reconnais cependant que dans quelques occasions j'ai été trop vite et que j'ai eu en conséquence des palpitations. J'ai constaté également que de monter par des temps de vent froid, m'est contraire, et que cela m'a quelquefois congestionné le foie et gêné le retour du sang vers le cœur. Mais par le beau temps, et en modérant mon allure, je parcours 40 à 50 milles (soit 70 à 80 kilomètres) par jour, sans plus de fatigue que pour une promenade à pied de 12 milles (20 kilomètres environ) et quoique mon médecin me le défende, je fais l'ascension des côtes en tricycle sans accélération du cœur..... Quant à celles de mes connaissances qui font de la vélocipédie, je vous dirai que la grande majorité me paraît se porter mieux par l'usage de cet exercice, et je connais des messieurs très âgés qui parcourent autant de milles dans une journée qu'ils ont d'années et qui ne s'en portent que mieux. »

Pour terminer ce chapitre, je citerai quelques pages humoristiques du grand romancier anglais Charles Dickens, exhumées dernièrement par un écrivain, qui collabore au *Bicycling News* sous le pseudonyme de « Arthur Pendennis ». L'article en question a paru en 1869 dans une Revue dirigée par Dickens : *All the Year Round.* « Mon cheval, dit le célèbre écrivain, est la conséquence directe de ma bonne chère. Doué d'un solide appétit et me consacrant à un travail sédentaire, je m'aperçus de l'existence d'un foie, aussitôt que le succès commençait à me venir. Faisant part de cette découverte à mon médecin, non sans une certaine fierté, comme il sied à un homme dont la somme des connaissances vient de s'accroître, je fus récompensé par des termes d'opprobre, de torpeur, d'engorgement, et on m'ordonna de suivre un régime qui aurait mieux convenu à un anachorète qu'à un homme du monde de nos jours. Prévenu d'un détail qui entrerait probablement dans l'ordonnance de mon ami, je pris le taureau par les cornes, et j'avouai franchement que je ne faisais pas beaucoup d'exercice et que les circonstances s'opposaient à ce que j'en fisse davantage. Là-dessus on exigea que je devinsse un Cornaro doublé d'un Banting. Ma nourriture devait être d'une simplicité sévère, mes repas étaient fixés à des heures impossibles. Les aliments solides étaient comptés par onces et il me fallait prendre les boissons de la manière dont je raffole le moins. Avec cela, je devais consacrer à la digestion et à ses exigences un temps tout à fait impossible à concilier avec les nécessités de la vie. Dînant à deux heures, je devais manger lentement et me reposer tranquillement après le dîner; causer pendant le repas sur des questions agréables, éviter comme la peste toute mention ou pensée de travail. Le soir, je ne devais prendre que du thé et encore à sept heures sonnantes, avec un œuf ou une tranche de jambon; il me fut, en outre, ordonné de vivre à la campagne et de me coucher exactement à dix heures. En suivant ce régime pendant un temps considérable, mon malheureux foie pourrait se résoudre à mieux fonctionner, mais je devais m'y conformer d'une manière absolue, à moins, comme me le fit observer plaisamment le docteur, de préférer devenir valétudinaire à tout jamais.... Comme je mangeais le plus souvent au cercle, et que je dînais fréquemment chez des amis, que j'avais une profession tout à fait incompatible avec la régularité, je cherchais à me mettre d'accord en dînant à deux heures, mais en conservant aussi mon dîner de sept heures. Je dînai deux fois par jour; naturellement, mon état empira. Entre temps, je devins très ferré sur la physiologie de la machine humaine ; les sucs digestifs étaient mes ennemis bien connus. Le canal alimentaire, les carbo-hydrates, les tissus, le chyle, la déglutition, la mastication, tout était réuni contre moi. L'effet de l'acide dans le système, le défaut de ton, les rapports entre les symptômes physiques et l'état mental, les phénomènes précis précurseurs de la goutte, les variétés de dyspepsie, les nuits d'insomnie, les céphalalgies, les oppressions, la courbature des membres, l'atonie du regard, l'absence de gaieté, tout cela était mon bien. » Dickens jette un coup d'œil rétrospectif sur le passé, où il aurait pu manger beaucoup plus que ses moyens ne le permettaient, et raconte alors que le médecin, voyant échouer les premiers moyens, lui prescrivit de faire du cheval. Suivant ce conseil, il prend des leçons d'équitation, jusqu'à ce qu'étant assez habile, il se décida à acheter un coursier et se fit faire un pantalon par le spécialiste à la mode. Malheureusement, « mon foie, loin de céder, fit des siennes de plus belle et ma bonne humeur descendit à zéro. » Finalement, le cheval fut vendu au quart de son prix. Peu après, entendant parler de la nouvelle merveille, le bicycle, Dickens se laissa persuader à l'essayer. Après trois semaines de leçons dans un manège, il s'aventura dehors, et à partir de ce moment, il continua à s'en servir. « Mon foie rebelle, se rendit à discrétion... C'est étonnant, dit-il en terminant, combien la philanthropie augmente à mesure que la digestion s'améliore. On se moque de tracas qui paraissaient auparavant vous accabler, on devient tolérant, patient et aimable; on s'est émancipé sûrement et sainement des régimes détestés ; on peut vivre comme les autres et travailler à son goût avec impunité. Je laisse à d'autres le soin de vanter le bicycle comme moyen de locomotion..... Mes recommandations sont basées seulement sur des données sanitaires ; je maintiens que c'est infiniment plus aisé qu'un régime sévère, et incomparablement plus reconstituant que tous les toniques, potions et pilules. »

CHAPITRE VII

LE TRICYCLE DANS L'OBÉSITÉ, LA CONSTIPATION ET LE DIABÈTE.

Pour l'obésité, l'emploi du tricycle sera utile ou nuisible suivant qu'on l'appliquera avec ou sans intelligence. Si le cycliste se figure qu'il doit ingurgiter des liquides jusqu'à satiété, chaque fois qu'il éprouve une sensation de soif, il est très probable qu'il ne maigrira pas : si, au contraire, il comprend que le besoin de boire est très souvent le résultat d'une mauvaise habitude organique due à un besoin de distension vasculaire comparable aux autres besoins factices, et qu'il veut bien tromper sa soif en mouillant seulement la bouche avec une infusion de thé ou tout autre boisson non alcoolique, agréable, il ne tardera pas à supprimer ce besoin, et ne se distendant plus de liquide, il verra son obésité diminuer. Car la restriction de boissons est la véritable indication de traitement de l'obésité. Le résultat obtenu de la sorte, n'est pas de l'amaigrissement. Nous nous sommes beaucoup occupé de cette question, et nous avons vu des malades fondre d'une manière assez sensible, quelquefois sans perdre de leur poids. Il n'est pas toujours nécessaire de perdre de la graisse ; on la rend seulement moins aqueuse, et le poids perdu se trouve souvent compensé par le développement musculaire, ce qui a presque toujours lieu quand on exerce les muscles soit par le tricycle, soit par la marche, soit enfin par le massage. C'est encore par le développement des plans musculaires de l'abdomen que l'intestin mal contenu auparavant par une paroi relâchée, se trouve empêché de prendre cette distension gazeuse qui fait paraître si souvent les obèses plus gros qu'ils ne sont en réalité.

Il semble à première vue que les hommes gras et forts ne soient pas aptes à monter en tricycle; bien au contraire. Mais si ces hommes sont en bonne santé, ils pourront, après un entraînement soigneux, en tirer plus d'avantages que beaucoup d'autres.

Pour cette catégorie de gens, en admettant qu'ils ne soient pas atteints d'une maladie sérieuse, affection organique du cœur, des poumons ou du cerveau, l'exercice fourni par le tricycle, est extrêmement utile. Cet exercice ne doit pas être trop violent ni fait coûte que coûte. Ainsi il ne faut pas tenter de gravir ou de descendre à toute vitesse des collines escarpées, mais s'exercer sur un terrain plat et s'arrêter avant la fatigue ; puis, augmenter chaque jour, peu à peu, jusqu'à ce que ce travail devienne une habitude facile. Pour moi, l'emploi du tricycle est d'une grande efficacité, comme moyen de combattre l'embonpoint. Mais il y a des obèses qui seront envahis quand même par la graisse ; qui ont une diathèse adipeuse, contre laquelle on ne peut réagir qu'au prix de l'abstinence extrême : ce qui amène forcément un trouble profond de la santé. C'est ainsi que j'ai connu un malade qui a voulu à toute force maigrir et qui grâce à une privation exagérée d'aliments a perdu une vingtaine de kilos. Mais il est arrivé à un degré d'inanition qui ne laissait pas que d'inspirer les plus graves inquiétudes. J'ai été consulté par une dame qui a également réussi à atteindre la finesse de taille qu'elle avait toujours rêvée, mais au prix d'une dyspepsie qui lui rappelle constamment qu'il faut quelquefois souffrir pour être belle. Mais à côté de cette catégorie, il y en a d'autres qui sont obèses par relâchement des tissus, les parois abdominales n'ayant pas assez de résistance, faute de ton des plans musculaires et autres ; un dépôt de graisse se fait et donne lieu à la proéminence du ventre ; dans ces cas il s'agit d'une graisse molle et *aqueuse;* car la cellule graisseuse qui contient toujours de l'eau, en présente ici une plus forte proportion. L'exercice du tricycle agit de deux manières : — 1° en développant les muscles abdominaux qui, par le rétablissement de leur tonicité, agissent mieux comme moyen de contention ; — 2° parce que celui qui fait du tricycle, dans le but de maigrir, perd, par la transpiration, l'excès de liquide contenu dans le tissu adipeux et suit forcément le seul régime, vraiment utile dans le traitement de l'obésité. Car, malgré l'avis que nous voyons seul exprimé par Karl Kron (1) « de boire librement, fréquemment, sans mesure » nous adoptons avec Richardson, Gordon Stables, Cortis et autres, la règle absolue de restreindre, autant que possible, la quantité de boissons. C'est en se conformant à ce principe d'abstinence de boissons que deux de mes clients ont pu, dans un court espace de temps, obtenir une réduction considérable de poids, sans autre modification dans leur régime· L'un d'eux a perdu 13 kilos, l'autre 7 kilos, tous les deux par les mêmes moyens qui consistaient dans la suppression de boissons aux repas, l'emploi du tricycle et l'usage du bain turc.

(1) *Ten thousand miles on a bicycle.* New-York, 1887.

Remarque intéressante, chaque fois que j'ai conseillé ce régime, j'ai eu à combattre les préventions des malades à ce sujet; on m'objecte toujours que la digestion doit être impossible ou bien difficile sans l'adjonction de liquides aux aliments; mais, en vérité, presque tous les obèses constatent que le régime sec leur procure, au conraire, une facilité de digestion inaccoutumée: plus de lourdeur, plus de somnolence après les repas; mais une disposition pour le travail physique et intellectuel. Un monsieur qui, d'après mes conseils, a suivi ce régime, me racontait qu'il avait l'habitude jadis de dormir en chemin de fer, en revenant des environs de Paris où il déjeunait tous les jours. Le premier effet de l'abstinence de liquides a été de supprimer cette disposition à la somnolence, indice certain d'une digestion normale. Il est probable que l'obèse peut puiser en lui-même le liquide nécessaire pour la digestion dont il porte une ample réserve dans ses cellules adipeuses. C'est ainsi que nos clients peuvent avoir raison sur la nécessité pour l'estomac d'une provision de liquide, tout en étant dans l'erreur quand ils supposent qu'il est indispensable de l'ingurgiter.

Parmi les observations que j'ai pu recueillir, les deux faits suivants ont une certaine importance par leur gravité exceptionnelle.

Le D Frances Hoggan m'écrit de la manière suivante : « Je suis pleinement convaincue de la grande utilité thérapeutique du « cyclisme », mais mon expérience personnelle est assez limitée. Mon mari, qui souffrait beaucoup jadis de varices, d'ulcères variqueux et de constipation habituelle et qui avait coutume de prendre tous les jours des laxatifs n'en a plus besoin depuis qu'il fait du tricycle. J'ajouterai que ce n'est pas de l'exercice modéré, mais au contraire un exercice très violent qu'il pratique. Il reste dans la Riviera, où il est venu il y a deux ans après une maladie grave qui a nécessité l'opération de la cholécystotomie..... S'il quitte le tricycle pendant quelques jours, il est repris de constipation... J'ai de jeunes neveux et nièces qui étaient toujours maladifs pendant l'hiver et sujets à des bronchites. L'automne dernier on leur a fait cadeau d'un vieux tricycle et leur mère m'écrit que c'est le premier hiver qu'ils n'ont pas été malades. Ils restent en Écosse. » Karl Kron (1) dit avoir connaissance d'un cas de constipation chronique tellement aggravé qu'il paraissait devoir se terminer fatalement. Après avoir échoué avec tous

(1) *Op. cit.*, p. 307.

les médicaments, le malade fut guéri ou tout au moins grandement amélioré par l'emploi du bicycle. Il ne serait pas sans intérêt de remarquer que l'emploi soit du bicycle, soit du tricycle, agit en quelque sorte, comme le massage, en rétablissant la tonicité musculaire de l'intestin. On trouvera d'utiles renseignements sur le massage dans l'ouvrage de W. Murrell, traduit récemment en français (2).

Je pourrais multiplier facilement les exemples de ce genre. Comme à tous les médecins qui conseillent l'emploi rationnel du tricycle, les observations ne me manquent pas. Je préfère cependant rapporter un dernier fait raconté dans la *Monthly Gazette*.

Le révérend W.-J. Bridger raconte

(2) *La pratique du massage*, par le Dr W. Murrell, avec préface du Dr Dujardin-Beaumetz. Paris, Baillière, 1888.

d'abord qu'il avait monté dix-sept ans auparavant un bicycle primitif. « A mon retour en Angleterre, continue-t-il avec une certaine humeur, il y a deux ou trois ans, j'ai constaté que j'avais à recommencer mon éducation, et maintenant, quoique âgé de quarante ans, et devenu un peu, avouons-le, enclin à l'obésité, j'ai acheté une machine avec laquelle j'ai déjà fait un voyage de trois semaines. Mes amis s'exclament : « Comment, à votre âge ! — Il faut que vous soyez fou ! — C'est très bien pour les jeunes gens, n'ayant pas dépassé la vingtaine ; et si encore vous aviez pris un tricycle, cela aurait pu passer ; mais un bicycle ! On ne s'attendait pas à cela *de vous*, qui deviez donner un bon exemple. — Mais je n'ai pas fait autre chose ; car je sais mieux que personne que je me porte très bien, grâce au grand air et au changement, et surtout grâce à l'exercice que mes excursions me fournissent..... Si vous avez parmi vos connaissances « un bon gros papa » qui monterait une machine, s'il osait, mais qui a peur des conséquences, je crois que s'il se mettait en communication avec moi, je lui inspirerais le courage nécessaire pour affronter les dangers prédits par ses amis... » L'opinion du Rév. Bridger est aussi celle de la Faculté, c'est-à-dire des membres de la Faculté qui ont la compétence voulue pour se prononcer. Nous citerons, entre autres, le docteur Bellencontre, dont l'opinion est catégorique sur ce point (2). « Je n'hésite pas, dit cet auteur, à conseiller l'usage du vélocipède, mais un vélocipède avec un ressort confectionné *ad hoc*, dans la cure de l'obésité. » En 1869, il était peut-être nécessaire d'indiquer des dispositions exception-

(2) Dʳ Bellencontre, *Hygiène du vélocipède*. Paris, 1869.

nelles pour les ressorts; il n'en est pas de même aujourd'hui, où les machines de ce genre ont atteint un très haut degré de perfection, sous tous les rapports.

Une question de physiologie se rattachant à l'emploi du tricycle dans l'obésité et dans le diabète est celle des boissons, suivant notre habitude d'appuyer notre opinion par des citations, nous rapportons plus bas les avis de ceux qui ont écrit sur ce point d'hygiène. Mais avant de les exposer, nous tenons à insister sur l'importance toute capitale de l'observation des principes que l'expérience nous enseigne. Pour le cycliste, la plus stricte tempérance est de rigueur. Mais l'abstinence totale de boissons alcooliques vaut mieux. Nous avons fait ressortir la nécessité de l'abstinence dans le but spécial de combattre l'obésité; nous la préconisons maintenant à tous ceux qui se servent du tricycle en vue de rétablir leur santé.

« Les boissons alcooliques produisent des effets très caractéristiques sur tous ceux qui s'occupent du tricycle. Un breuvage ne renfermant que fort peu d'alcool (comme le bordeaux léger, la bière ou le cidre faible), ne produit qu'un effet nul ou gênant tout au plus pendant quelques instants. Mais, lorsqu'après avoir absorbé la mointre quantité d'alcool, un trouble se fait sentir ; c'est que le mal est produit. Les mauvais résultats durent suivant la dose d'alcool absorbée et répandue dans le corps. La peau devient plus ou moins colorée ; il y a un court intervalle de fièvre hectique, un relâchement des vaisseaux, une sensation de plénitude dans la tête, et de l'irritabilité ; la circulation du sang est plus vive, puis surviennent un manque de forces, un découragement, une sorte de langueur, l'impossibilité absolue de faire ou de soutenir un effort quelconque; le tout finissant par un grand frisson et le désir irrésistible ou de reprendre le stimulant, son vieil ennemi, ou de s'abstenir de tout travail. Des essais comparatifs entre des cyclistes ne prenant que de l'eau pour toute boisson et d'autres usant d'une quantité modérée de boissons alcooliques, ont été maintes fois répétées, toujours à l'avantage des premiers.

Le Dr Richardson cite un fait intéressant de ce genre. Il y a quelques années, dit-il, M. Marriott et un ami firent le trajet extraordinaire de Derby à Holyhead, l'un sur un bicycle, l'autre sur un tricycle, soit plus de cent quatre-vingts milles en 24 heures. Ils auraient pu continuer encore vingt milles s'ils n'avaient été « arrêtés par la mer ». Chemin faisant, ils n'avaient pris aucun alcool et « il est certain », dit

M. Marriott dans son compte rendu de la journée, qu'ils ne seraient pas parvenus à ce résultat s'ils avaient pris quelque boisson alcoolique. »

Dans notre chapitre sur les préjugés, nous revenons sur cette question. Mais nous tenons à faire remarquer ici que l'expérience du tricycle renverse l'inepte croyance que le vin donne des forces.

Quoique nous soyons convaincus de la grande utilité de la vélocipédie dans le traitement du diabète, nous n'avons pas encore d'observations à l'appui. Tous les genres d'exercices sont bons pour les diabétiques, et les médecins choisissent de préférence ceux qui mettent tous les muscles en mouvement. Voilà pourquoi les diabétiques condamnés à une vie sédentaire se trouvent si bien du mouvement passif opéré par le massage ; mais ils sont essentiellement des névropathes et sont souvent arrêtés par le respect bourgeois exagéré du « qu'en dira-t-on ». C'est pour cela, sans doute, que j'ai toujours rencontré, jusqu'à présent, chez les malades de ce genre, une répugnance à suivre ce conseil.

L'étiologie de cette affection est assez obscure ; mais elle paraît dépendre d'un état nerveux donnant lieu à un trouble du système vaso-moteur qui permet au sang veineux d'arriver à la veine porte dans une condition de désoxydation imparfaite. C'est alors, que selon Cl. Bernard, le foie secrète plus de glycogène qu'il n'en peut être détruit dans les poumons, ou que, selon Pavy, le foie est incapable d'emmagasiner le glycogène, premier d'une série de phénomènes, dont le résultat final est l'utilisation du sucre comme agent producteur de la force. Les troubles vaso-moteurs sont probablement précédés par un défaut d'alcalinité ; le chyme acide passe trop vite dans le système porte et donne lieu à de la paralysie vaso-motrice ; car tandis que les solutions alcalines amènent la contraction du 'cœur et des capillaires, les acides étendus ont un effet contraire. L'emploi du tricycle, en accélérant les fonctions vitales, en activant la respiration et par conséquent les combustions, en faisant disparaître par le même mécanisme, et l'oxygène du système veineux, et l'acide urique, doit nécessairement être d'une grande utilité. Il ne faut pas oublier non plus l'effet tonique moral d'une distraction si agréable, point important chez les névropathes ; mais il est certain que cet exercice doit surtout prévenir l'accumulation de l'acide qui est peut-être la cause déterminante de la maladie et débarrasser le malade du glycogène qui en est la manifestation.

CHAPITRE VIII

LE TRICYCLE DANS LES MALADIES NERVEUSES

Dans un chapitre précédent, j'ai parlé de l'utilité du tricycle dans quelques cas de paralysie ; on peut ajouter aux cas pré-cités, bon nombre de paralysies fonction-nelles. Par contre, je dirai que l'emploi *modéré* du tricycle n'a jamais été la cause occasionnelle d'une affection de ce genre. En Angleterre, il y a, comme je l'ai déjà dit, 5oo,ooo velocemen : je parle de l'An-gleterre parce que, pour la France, je n'ai pas pu obtenir de statistique, même ap-proximative. Il est évident que parmi ce nombre quelques-uns seront forcément atteints tôt ou tard de maladies du système nerveux ; mais si l'usage du tricycle y était pour quelque chose, les annales de la médecine, depuis le commencement de la vélocipédie contiendraient des faits de ce genre par milliers. En vérité, les recueils médicaux sont presque muets à ce sujet. Au moment où je pensais essayer moi-même du tricycle dans un but hygiénique, plusieurs médecins m'ont averti que c'était une expérience des plus dangereuses ; aucun d'eux, bien entendu, n'était jamais monté sur cette machine infernale, ni même ne l'avait vue de près. Ils me citaient des malades atteints de myélite et de paralysie musculaire pour avoir fait du tricycle. Le hasard m'a amené quelque temps après un client qui semblait être précisément dans ce cas. Mais un examen attentif me donna la conviction qu'il s'agissait, non d'une atrophie musculaire consécutive à une maladie de la moelle épinière, mais d'un dépérissement local causé par une *névrite périphérique*, c'est-à-dire par une affection n'intéressant en rien les centres nerveux. Mon malade me raconta alors qu'il avait consulté précisément tous les médecins qui m'avaient averti de la possibilité de la myélite, et plusieurs autres encore, y compris Vulpian, qui s'étaient prononcés pour la névrite, diagnostic mis hors de doute par l'examen électrique des muscles atteints, pratiqué par le Dr Onimus. Tous les faits de myélite qu'on m'avait communiqués se réduisaient par conséquent à un seul et encore celui-là n'en était pas. Je dirai en outre, pour rassurer ceux qui pourraient avoir des craintes à ce sujet, qu'il s'agissait dans ce cas non pas d'un exercice modéré mais d'un véritable excès et de surmenage.

A ce cas douteux, j'opposerai le fait suivant, rapporté par un de mes correspondants.

Mon ami le Dr X..., agrégé de notre Faculté, s'est servi de vélocipède dans un cas d'atrophie musculaire des jumeaux qu'il avait soumis au préalable à l'électricité ; la tonicité revint rapidement. » Pour comprendre comment le tricycle serait nécessairement utile dans les maladies « des nerfs », il est bon de se rendre compte de la nature de ces affections. J'emprunte la description suivante au Dr Wilks, un de mes anciens maîtres, médecin dont j'ai toujours goûté la hauteur des vues philosophiques. « J'ai déjà dit, écrit-il, qu'il est difficile de donner une définition de l'hystérie et encore plus d'en donner une description pathologique. Je crois cependant qu'au point de vue de la méthode de guérison à choisir, nous

pouvons admettre que les centres nerveux produisent constamment des forces
en corrélation, avec d'autres forces natu-
relles, et que comme dans un cas il peut
y avoir défaut de production d'énergie,
dans un autre il peut y avoir un excès qui
demande une dérivation. L'assertion que
le travail est une nécessité pour l'homme,
et que chaque être devrait avoir un but à
remplir, n'est que l'expression d'une doc-
trine physiologique. Si on compare les
centres nerveux à autant de piles électri-
ques, toujours en production, nous com-
prendrons comment avec un demi-million
de femmes désœuvrées, une grande quantité de forces superflues ou bien se perd
ou bien s'exerce au détriment de celles
qui la produisent ou d'autres. Si l'énergie
n'est pas employée pour remplir le but di-
rect auquel elle est destinée, elle peut
trouver une application utile sous forme

de bonnes actions pour les pauvres et les malheureux, et en aidant dans ses charités le curé de la paroisse. Peu importe que les obligations qu'on s'impose soient sérieuses ou frivoles. L'équitation, la marche, la routine de la vie mondaine valent mieux que de ne rien faire, et que de devenir la victime de ses propres sensations. Si aucune de ces mesures n'est adoptée, la force ainsi produite ne pouvant s'échapper au dehors, donnera lieu à des désordres intérieurs... Si les femmes ne remplissent pas le but pour lequel elles sont spécialement destinées, *elles devraient avoir une occupation*, et si on admet cela, on comprendra comment une jeune fille qui est restée longtemps alitée, en proie à tant de maladies et de médecins que sa vie était en danger, a pu guérir lorsque, au mariage de sa sœur aînée, elle a été appelée à diriger la maison de son père. »

De même pour l'hypochondrie, la mélancolie, et toute cette grande classe de maladies dont les sujets sont obsédés par des symptômes mentaux connus sous le nom d'*idées fixes*. Le Dr Wilks dit encore à propos de ces maladies : « Je ne sais vraiment comment vous conseiller de traiter ces sujets. L'occupation et la diversion de l'esprit sont, à n'en pas douter, les éléments essentiels de tout traitement

Les « maladies de nerfs » envisagées de cette façon, on comprendra pourquoi j'insiste tant sur l'utilité du tricycle dans les cas de ce genre.

Nous trouvons encore dans Esquirol la confirmation de cette manière de voir.

« Ceux qui ne peuvent voyager, dit cet auteur, doivent être exercés et distraits par la promenade à pied ou en voiture, ou par un exercice du corps... L'équitation est un secours vraiment médical chez ces malades : elle sollicite l'activité des viscères abdominaux; elle favorise la transpiration ; elle repose et distrait l'attention. On peut obtenir d'heureux résultats en conseillant aux mélancoliques de conduire eux-mêmes leur voiture. Les Anglais évitent le spleen en prenant la place de leurs cochers plusieurs heures par jour, et en parcourant ainsi les rues de Londres; le célèbre Alfieri ne rendait supportable que par ce moyen sa noire mélancolie ». Cette recommandation d'Esquirol s'adressait évidemment au cheval, car la Draisienne n'est jamais entrée dans les mœurs. Mais aujourd'hui les avis sont très partagés et pour bien des personnes « l'équitation » à tricycle est préférable. M. de Baroncelli, ancien officier de cavalerie, a complètement renoncé au cheval pour le

« vélo » et le Dr P. Desmartis (1) s'exprime à ce sujet ainsi. « Je pose ceci en principe : l'exercice du cheval et du vélocipède sont hygiéniques; — et j'ajoute : l'exercice du vélocipède est préférable à celui de l'équitation.

Or, vous n'avez qu'à consulter les horsemen qui font de la vélocipédie, ou les vélocemen qui montent à cheval. Demandez-leur quelle est l'allure la plus fatigante, ou du trot du cheval qui fait tressauter les entrailles et entame les reins, ou du vélocipède qui sautille en courant sur les pavés? La réponse n'est pas douteuse sur la préférence à donner au tricycle dans les cas de ce genre. Nous avons déjà cité, dans un précédent chapitre relatif aux femmes, des observations tendant à démontrer ce que nous avançons ici. Une demoiselle amé-

(1) *Le Vélocipède illustré*, par le Dr P. Desmartis. Bordeaux.

ricaine citée par Violet Lorne, qui écrit de si charmants feuilletons dans le *Ladies Column* du *Bicycling News* (1), raconte ainsi ses impressions. « J'ai commencé à monter il y a trois ans ; j'étais alors élève d'une école de hautes études ; très ambitieuse, je travaillais plus que ma santé physique, chétive, me permettait. Bientôt je fus obligée de suspendre mes études et de m'aliter pour une affection que les médecins appelaient « prostration nerveuse ». Je fus très longtemps avant de commencer à reprendre mes forces... Un jour le médecin me dit que je devais faire de l'exercice. J'essayai la marche ; mais je trouvai qu'un demi-mille me fatiguait tellement que j'étais obligée de me mettre au lit en rentrant. A ce moment le médecin me prescrivit de faire du tricycle. J'en fis l'essai et

____

(1) *Bicycling news.* 12 février 87.

maintenant j'ai une bonne santé et j'ai recouvré mes forces. Il ne faut pas croire que j'ai guéri sur le moment ; les progrès furent très lents. D'abord, mes promenades furent courtes ; je les augmentai peu à peu jusqu'à ce que je pusse faire mes 18 kilomètres dans la matinée.

Le Dr Briand, médecin de l'hopital de Dôle, m'écrit au sujet du tricycle de la façon suivante : « D'une manière générale, je crois ce sport très utile aux névropathes ». D'ailleurs ce n'est pas seulement dans ces cas que notre savant confrère reconnaît l'utilité du tricycle, mais encore il le considère comme efficace et prophylactique dans le traitement de la goutte. Le Dr Maddison de Dartford, a bien voulu aussi me communiquer le cas suivant « Je connais, dit-il, le cas d'un officier retraité, âgé d'environ cinquante-cinq ans, qui était presque toujours déprimé et malade avant de s'occuper de vélocipédie. Bientôt tous ces symptômes réels ou imaginaires le quittèrent et il se dit rajeuni de dix ans ». Lord Bury cite encore un fait des plus curieux. « Un médecin, dont la santé devenue mauvaise à la suite d'un accident de voiture, souffrait de céphalalgies et d'une irritabilité nerveuse spéciale, ne pouvant aller ni en voiture, ni en wagon, et faisant souvent de longs parcours à pied pour éviter ces moyens de transport détestés. Un jour il vit un tricycle chez un ami, et s'y intéressant, s'aventura à l'essayer. L'exercice lui fit plaisir ; étudiant la construction de la machine, et la montant de temps à autre, il s'aperçut un jour qu'il avait fait 18 kilomètres sans malaise, quoique son bon sens lui fît comprendre qu'il devait ainsi être plus secoué qu'en chemin de fer ou en voiture. Sa confiance établie, il acheta une machine qu'il monta constamment ; sa maladie nerveuse était guérie, et comme il le fit remarquer lui-même, il était tellement préoccupé de chercher à éviter les obstacles de la route qu'il oubliait entièrement qu'il devait avoir mal à la tête et il est arrivé ainsi à surmonter un mal qui menaça sérieusement, à un moment donné, de compromettre son bonheur ».

Un autre médecin (1), atteint d'épuisement nerveux et d'insomnie, analyse ainsi l'action du bicycle dans son propre cas :

« Le vélocipède, écrit-il, nous offre la forme d'exercice la meilleure et la plus agréable incomparablement qui ait été inventée ; supérieur à la gymnastique et aux autres jeux en ce qu'il fait sortir le cycliste au grand air et au soleil... L'idée que les muscles des jambes seuls sont dé-

(1) Dr Blackland, dans *Bicycling news*, 26 février 1887.

veloppés par la vélocipédie, est erronée; en fait, presque tous les muscles du corps entrent doucement en action ; les poumons font de profondes inspirations d'air pur ; le cœur bat plus pleinement, plus vite, et plus librement, envoie le sang plus rapidement pour être revivifié et de là en avant jusqu'aux capillaires les plus éloignés, renouvelant et reconstituant chaque nerf et chaque fibre musculaire ; le cérveau lassé est soulagé du fardeau de la pléthore sanguine et l'heureux cycliste rentre de sa promenade de 5, 10 ou 20 milles, frais et dispos, avec un appétit et une digestion de bûcheron, tout prêt pour un doux et bienfaisant repos et avec cette disposition particulière qui accompagne seulement le repos de l'esprit et la santé du corps. La pharmacopée ne contient aucun tonique, dépuratif ou calmant qui soit comparable comme efficacité et agrément à cette combinaison de fer et de caoutchouc qui constitue un bon vélocipède. Je parle en connaissance de 'cause, car je suis sorti, grâce à ma machine, des ténèbres de l'épuisemennt cérébral et de l'insomnie, pour rentrer dans une vie nouvelle de santé. »

Un tricycliste maintenant excellent, et même hardi monteur, me racontait qu'avant de s'adonner au tricycle il ne pouvait s'endormir le soir par la crainte qu'il éprouvait de quelque accident imaginaire pouvant lui arriver pendant ses premiers essais sur la machine. Une fois sur la route, cette anxiété disparaissait comme par enchantement, mais elle revenait à la nuit avec plus de force jusqu'à ce que par le fait, il eût acquis une nouvelle éducation des sens et par suite, plus de confiance et plus de tranquillité.

Ceux qui souffrent d'une hypochondrie

plus douce doivent souvent ce malaise au manque d'exercice plutôt qu'à toute autre cause, et lorsqu'ils surmontent l'état nerveux résultant de quelque changement de vie ou d'habitude, ils trouvent toujours un grand avantage à monter le tricycle. Je ne connais aucune classe de la société qui ait retiré plus de bien de cet exercice.

Un septuagénaire, bien connu dans le midi de l'Angleterre (1), avait fait plus de 60,000 milles dans l'année, c'est-à-dire près de 100,000 kilomètres (97,000). Il avait commencé à faire du tricycle en 1869, quand souffrant de dyspepsie, accompagnée de phénomènes de dépression nerveuse, il consulta sir Cordey Burroughs, qui lui conseilla cet exercice comme traitement. « J'en ai retiré le plus grand bien, dit-il, et je suis peu incommodé par mes

____

(1) *Monthly Journal*, 1885, p. 44.

anciennes infirmités. 35,000 milles à bicycle et 25,000 milles en tricycle, m'ont donné un renouveau de jeunesse et de santé ».

Karl Kron (1), rapporte un fait semblable. « Le président, du *Massachussets bicycle Club*, dit-il, est un avoué d'un certain âge qui, en 1880, se mit à faire du « vélo », bien à contre-cœur, tout en ayant des doutes sur le remède pour rétablir sa santé déjà bien ébranlée... Le 28 septembre 1882 il parcourut 118 milles entre quatre heures du matin et dix heures du soir. Douze heures trois quarts furent passées en selle ; les autres cinq heures pour le repos. Les vingt derniers milles se firent dans l'obscurité, dont dix à travers une tempête de pluie.

Comme pour les maladies organiques de la moelle épinière, les médecins peu

(1) *Ten thousand miles on a bicycle.* New-York, 1887.

au courant des choses vélocipédiques ont souvent mis la Neurasthénie sur le compte du tricycle, là où il n'y avait qu'une simple coïncidence. L'origine de cette erreur paraît remonter à un article du D⟨r⟩ S. A. Strahan (1). Notre confrère commence par reconnaître que l'emploi modéré de la vélocipédie est un exercice salutaire. « Mais, continue-t-il, les conséquences les plus fâcheuses surviennent, quand on cherche à faire des « records » de milliers de milles dans l'année. La vibration continue transmise à la moelle épinière fait naître des maladies obscures (1). » M. Strahan porte contre le vélocipède d'autres accusations, qui ne concernent, du reste, que l'abus du tricycle, mais qui ont produit une grande émotion dans le monde des cyclistes, et quoi-

(1) *The Lancet*, 11 décembre 1884.

que, dans la discussion qui suivit, il fût démontré que l'emploi modéré était excellent, il n'en est pas moins vrai que l'accusation, une fois lancée, a porté ses fruits et que beaucoup de médecins l'acceptent comme fait démontré. Parmi ceux qui ont répondu à M. S.-A. Strahan, se trouve le Dr H. Allbutt, médecin honoraire du Cycling Club de la localité, qui traite de purement imaginaires les faits rapportés par cet auteur. Le Dr G. Herschell, au contraire, est de l'avis du Dr Strahan ; mais chose étrange, quoique attribuant à la vélocipédie bon nombre des cas de neurasthénie et soutenant en outre dans la presse que le tricycle peut donner lieu à des rétrécissements de l'urètre, il en était évidemment un adepte convaincu puisqu'il posait sa candidature au Cyclists Touring Club.

Le Dr Battersham fait ressortir cette

contradiction, dans une lettre adressée au même journal(1). « Après la lecture de la communication de M. Herschell, dit ce médecin, je ne fus pas peu surpris de trouver son nom sur la liste des candidats à l'admission au C. T. C., puisque le Dr Herschell se trouve entièrement d'accord avec le Dr Strahan, et est, par conséquent, convaincu que l'emploi du tricycle fait naître le rétrécissement uréthral. Comme il n'est pas probable qu'il soit désireux d'expérimenter sur lui-même les effets funestes de cet exercice salutaire, il faut croire qu'il a trouvé une méthode pour prévenir les résultats pathologiques de la vélocipédie, et qu'il se propose de la porter à la connaissance de ses confrères cyclistes. »

Du reste, le Dr Boothroyd résume bien

(1) *The Lancet*, 4 décembre 1884.

la question et répond ainsi à toutes ces at-
taques (1). Quant aux secousses spinales,
elles sont d'une nature encore plus hypo-
thétique que celles de la pression périnéale.
Parlant d'après une connaissance étendue
des cyclistes âgés de cinq à soixante
ans, il se trouve d'accord avec le Dr Allbutt
en combattant d'une manière absolue les
idées du Dr Strahan.

Sans doute, l'abus du tricycle peut mener à des troubles des viscères thoraci-
ques ; mais les accusations générales du
Dr Strahan lui paraissent presque sans
fondement, et quand on pense que la
grande majorité des cyclistes est fournie
par les classes moyennes et par des jeunes
gens renfermés dans les grandes villes
malsaines et souvent dans des locaux mal
aérés, il est presque impossible d'exagérer

(1) *The Lancet*, 1er novembre 1880.

les avantages de ce sport pour la société.
« Sous cette influence, les troubles dyspep-
siques disparaissent, le cerveau se dégage.
Quand bien même on en abuserait quelque peu, la vélocipédie n'est pas aussi
dangereuse que d'autres formes d'exercices
athlétiques. » Le Dr Boothroyd raconte,
en terminant, qu'il soignait un goutteux
confirmé souffrant depuis des années de
rétrécissement et insuffisance aortiques
bien caractérisés. Ce malade est resté cependant un tricycliste enthousiaste et n'en
a jamais éprouvé que du bien, se sentant
toujours mieux après une promenade de
quelques heures et accueillant mal tout
avertissement à ce sujet. Un autre malade,
âgé de soixante ans, et qui s'acheminait
vers une décrépitude apathique, a recouvré par le tricycle une seconde jeunesse,
ou tout au moins a repris goût à la vie, et
a probablement gagné quelques années

d'existence. La *Lancet* clôt le débat dans un article de fonds et conclut qu'aucun argument sérieux ne peut être soulevé contre l'emploi modéré d'une machine convenable. L'état spinal, connu en Amérique sous le nom de « railway spine », ne saurait être la conséquence habituelle de la vélocipédie. La disposition naturelle des organes protecteurs de la moelle d'une part, l'élasticité des ressorts employés aujourd'hui d'autre part, sont des garanties sûres contre toute lésion sérieuse, soit organique, soit fonctionnelle des centres nerveux, pourvu qu'on reste dans les limites de la modération.

CHAPITRE IX

LE TRICYCLE ET LES PRÉJUGÉS

Jusqu'à présent nous avons passé en revue l'utilité du tricycle dans diverses affections. Avant de mettre en garde contre les conséquences qui peuvent résulter de l'abus, nous allons dire quelques mots sur les raisons qui ont prévalu, jusqu'ici, pour empêcher la vulgarisation du tricycle, comme appareil de gymnastique médicale. Tout d'abord il y a la difficulté d'obtenir les renseignements voulus. Ce ne sont pas, comme nous espérons l'avoir démontré dans le cours de ce travail, les matériaux qui nous manquent; seulement, jusqu'à ce jour, on ne s'était pas donné la peine de les rassembler. Les auteurs médicaux que nous avons cités n'ont fait que des œuvres purement personnelles, tandis que nous avons visé un but tout différent. Frappé par l'utilité thérapeutique du tricycle, nous nous étions proposé de rédiger un mémoire en réunissant les quelques faits que nous pensions retrouver, pour une de nos sociétés savantes de Paris. Mais notre travail ayant dépassé de beaucoup les limites permises pour une lecture de ce genre, nous avons cru que la publication des documents que nous avons réunis trouveraient un accueil favorable. Nous croyons avoir ainsi enlevé un des obstacles à la vulgarisation de cet exercice dans le traitement de diverses maladies. Restent encore les préjugés que nous cherchons à combattre dans ce qui va suivre. Au point de vue esthétique il faut convenir que rien n'est moins beau que l'aspect d'un gamin déguenillé de grande ville, se tenant à peine en équilibre sur une machine de rebut et venant s'abattre sur le pavé à l'ébahissement des passants. Mais la vue d'un ouvrier respectable allant et venant de son travail sur son cheval de fer, ne doit avoir rien de désagréable surtout si on pense au bien qui peut en résulter. A Coventry, en Angleterre, il est fréquent chez les ouvriers de faire usage du tricycle pour se rendre à l'atelier, ce qui leur permet de vivre à la campagne avec leurs familles, au lieu d'habiter un logement malsain de ville industrielle ; en outre, cette habitation améliore le sort des ouvriers, tant en les éloignant du cabaret qu'en les accoutumant à la tempérance.

Ce n'est donc que le préjugé qui peut faire nier qu'un velocemen, convenablement habillé et maître de sa monture, ne soit infiniment plus gracieux que beaucoup de cavaliers qui s'en vont, se cahotant et battant de l'aile dans les avenues de nos parcs. Je sais bien que M. Ruskin, philosophe contemporain de l'école péripatéticienne, a exprimé dans les termes suivants tout son dédain pour les cyclistes :

« I not only object, dit-il, but am quite
» prepared to spend all my best « bad
» language » in reprobation of bi-tri-and-
« 4-5-6-or-7-cycles, and every other con-
» trivance and invention for superseding
» human feet on God's ground. To walk,
» to run, to leap, and to dance are the vir·
» tues of the human body, and neither to
» stride on stilts, wriggle on wheels, or
» dangle on ropes, and nothing in the train
» ing of the human mind with the body

» will ever supersede the appointed God's
» ways of slow walking and hard work-
» ing. »

« Contre M. Ruskin, dit l'auteur de
Women on Wheels, auquel j'emprunte
cette citation, j'opposerai le solide bon
sens anglais du prince de Galles, tricycliste ardent, comme le sont aussi les
trois filles du prince. »

Les exemples de grands personnages
allant en tricycle ne manquent pas, et si
un argument pareil devait avoir raison de
la bêtise de ceux qui combattent cet exercice par préjugé et souvent même sans en
avoir jamais essayé, je citerai le livre de
lord Bury pour prouver combien de têtes
couronnées vont en tricycle.

En Angleterre, il n'est plus nécessaire
aujourd'hui de défendre le tricycle contre
l'accusation du ridicule. La lettre suivante d'un spirituel confrère que nous

avons déjà cité, nous fait voir que dans les campagnes, en France, au sujet de cette question du tricycle, on est resté en arrière.

« Je serais d'abord fort curieux de savoir comment et par qui vous avez appris que j'avais une compétence spéciale en ce qui concerne le tricycle. Il est vrai que j'ai essayé de le faire connaître en France par des articles publiés dans la *Nature*, il y a quatre ou cinq ans. J'en ai été d'ailleurs assez mal récompensé, car cela m'a occasionné beaucoup plus d'ennuis que de profit. Je souhaite qu'il n'en soit pas de même pour vous et que la brochure que vous préparez ait tout le succès qu'elle mérite par le sujet qu'elle traite. Est-ce donc quelque vieux numéro de la *Nature* qui, vous tombant sous les yeux, vous a révélé qu'un certain Dr X... avait creusé la question du tricycle ? Je serais, ma foi, bien empêché de vous donner des renseignements sur l'influence du tricycle sur les maladies des femmes, spécialement sur la stérilité. Je n'ai ni dans ma clientèle, ni dans mes relations, aucune femme se livrant à ce genre de sport, qui, dans ma région, est à peu près exclusivement pratiqué par un de mes amis et moi. C'est vous dire que le tricycle n'inspire aucun enthousiasme et que peu de gens se soucient de se promener sur un vélocipède « par crainte du ridicule ». Il y a sept médecins à D***, et aucun de mes confrères, pour tout l'or du monde, ne voudrait être vu à califourchon sur une selle invisible et battant l'air de ses jambes : il perdrait son prestige et n'inspirerait plus aucune confiance. Je me demande comment j'ai eu, moi, cette audace, ce mépris superbe du « qu'en dira-t-on » et comment j'ai encore des clients ! »

Mais un argument, bien plus sérieux, surtout pour mes lectrices, c'est l'influence du tricycle sur le développement de la beauté. Le Dr Wynter Blyth, dans une réunion de gens graves, la « Société des Cyclistes d'Angleterre, » a lu un travail fort intéressant publié dans l'organe officiel de la Société (1) intitulé *Sur la Vélocipédie dans ses rapports avec la Force et la Beauté*. Nous en extrayons les passages suivants : « La vélocipédie, écrit M. Blyth, est un exercice important, qui mérite l'attention de l'Etat parce qu'il aide au développement : tout le secret de la beauté se résume en cela. La femme, avec les traits les plus ordinaires, douée d'un physique agréable et bien développée, n'est nullement dépourvue de charmes, de sorte que si, comme cela peut arriver,

(1) *The Wayfarer*, octobre 1886.

une femme pense au mariage, elle sera toujours recherchée en prenant soin de sa santé..... La beauté chez la femme est toujours intimement associée à la douceur et à la perfection de formes : le modèle d'où Praxitèle a copié sa Vénus ne s'est jamais livré à de rudes travaux.... elle a dû mener une vie facile, douce et luxueuse. La vélocipédie modérée de 15 à 20 milles par jour ne peut pas nuire à la beauté de la femme, mais donne la santé et la force, et constitue par conséquent un moyen d'embellissement d'une valeur toute spéciale. » On a exprimé l'opinion que pour les jeunes filles, la vélocipédie mène à une familiarité dangereuse. Pour ma part, je suis convaincu qu'il n'en est rien. Dans certaines classes de la société, c'est assez l'habitude de soumettre les jeunes filles à une surveillance constante. Cette surveillance, fût-elle nécessaire, pourrait être fa-

cilement pratiquée en tricycle, et la duè-
gne ainsi montée, goûterait une plus grande
somme de distractions sans rien perdre de
son autorité. Mais en vérité, le tricycle est
la meilleure des diversions chez les jeunes
filles pour toutes les idées romanesques et
morbides qui sont entretenues par une
contrainte malsaine du moral et du physique. Les gens intelligents commencent à
reconnaître que le lawn-tennis vaut mieux
pour leurs filles que la promenade solennelle avec la gouvernante ; et ils finiront
certainement par convenir que le tricycle
est préférable à tous deux.

Le Dr Bellencontre (1) dit à ce sujet : « Je
ne vois donc pas pourquoi dans un laps
de temps assez court le vélocipède, comme
instrument de gymnastique et de locomotion, n'entrerait mieux que la danse comme

(1) *Hygiène du vélocipède*, par Dr Bellencontre.
Paris, 1879.

élément sérieux dans le programme de l'éducation des jeunes filles. Il aura des avantages marqués chez les jeunes filles, pâles, anémiques, à tendance scrofuleuse et dont la menstruation s'établit difficilement. » Je puis ajouter que les jeunes filles ont d'autant moins à craindre au milieu d'une réunion de cyclistes qu'elles sont considérées comme membres d'une même confrérie qui leur donne droit à l'hommage et au respect de tous. Cela peut sans doute paraître exagéré pour ceux qui ne font pas partie de la grande famille mais ce n'en est pas moins vrai. Quant aux jeunes gens, le *Touring* a deux grands avantages: l'exercice qu'il nécessite occupe sainement l'esprit, et quand il est modéré, donne lieu à une lassitude agréable, qui leur fait mieux apprécier le bien-être du *Home*, et les empêche ainsi de rechercher des distractions plus ou moins malsaines. La vélocipédie mène aussi à la sobriété. Car pour devenir un cycliste de première force, il est nécessaire d'observer la plus stricte tempérance. On peut consulter à ce sujet les travaux de Richardson (1), de Gordon Stables (2), du D^r Ph. Tissié (3) et enfin de lord Bury et M. Hillier (4). Un seul écrivain, Karl Kron (5), donne l'avis insensé de boire autant qu'on veut, quand on veut et ce qu'on veut. Mais c'est un avis émanant évidemment d'un excentrique, qui cherche toujours à combattre les opinions reçues. Nous avons dit que la vélocipédie développe la tempérance et la

(1) Richardson, *The tricycle in relation to health and recreation*, 1885.
(2) Gordon Stables, *Health upon Wheels*, 1885, et *Rota vitæ*, 1886.
(3) D^r Ph. Tissié, *Hygiène du vélocipédiste* (*Véloce-sport*, 1887-1888.)
(4) Lord Bury and Hillier, *On Cycling*, 1887.
(5) Karl Kron, *Ten thousand miles on a bicycle.* New-York, 1887.

moralité, chez les jeunes gens. Elle a aussi son utilité pour combattre l'intempérance. Ceux qui se sont accoutumés à l'abus des stimulants pourraient souvent se débarrasser de leur habitude s'ils n'éprouvaient pas le besoin si longtemps après la cessation. Quand on a pris pendant un certain temps des boissons alcooliques à l'excès, de la morphine ou d'autres stimulants factices, cela devient un véritable besoin et quand bien même le sujet est arrivé à s'en passer, par un effort de volonté, il y a des moments de défaillance, où il sent la nécessité de se remonter, et où il est en danger de revenir à ses anciens errements. Avec une volonté suffisante, on peut résister à de tels désirs. Je parle, bien entendu, des personnes complètement guéries. Mais ce n'est pas toujours chose facile, attendu qu'il y a souvent de l'insomnie, de l'agitation, de la dyspepsie et un défaut

général d'énergie, en plus de toutes sortes
de symptômes d'hypochondrie. Ici, l'effet
du tricycle est admirable. L'exercice est
suffisamment attrayant pour permettre au
malade d'arriver à un commencement de
fatigue physique, sans s'en apercevoir sur
le moment. La lassitude, qui en résulte,
prévient l'agitation et favorise le sommeil.
Le grand air stimule la respiration ; l'effort modéré accélère la circulation languis-
sante et l'attention qu'il faut porter au maniement de la machine, occupe l'esprit,
sort le malade de lui-même et fait disparaître les idées noires ; résultat auquel
contribuent encore les changements et les
variations successives de la route. Je n'ai
connaissance que d'un cas où un buveur
converti ait été empêché de récidiver,
grâce au tricycle. Mais les faits de jeunes
gens ayant renoncé à l'alcool pour l'amour
de leur « sport » se chiffrent par des cen-

taines de mille. Dans un petit travail sur la morphinomanie (1), écrit avant d'avoir apprécié tous les avantages du tricycle, je préconisais l'emploi de toutes sortes d'agents physiques comme adjuvants au traitement de cette maladie si rebelle, le massage, la chaleur, la lumière, l'électricité et les vibrations. Je conseillerai maintenant très certainement le tricycle pour soulager ces inquiétudes si pénibles, qui empèchent le malade d'obtenir le moindre repos, au moment même où son état de faiblesse est tel qu'il lui est extrêmement pénible de se tenir debout. Un de mes malades, guéri de cette habitude, il y a plus de deux ans, doit en partie sa santé actuelle à l'emploi du tricycle, qui l'a plus d'une fois aidé dans des moments difficiles.

(1) *De la Morphinomanie, diagnostic, traitement.* Paris, Baillière, 1887.

CHAPITRE X

CONSÉQUENCES DE L'ABUS DU TRICYCLE

Avant de terminer, je dirai quelques mots des conséquences de l'abus du tricycle. Je mettrai tout d'abord, sous les yeux de nos lecteurs, la lettre suivante qui m'a été adressée par un membre du C. T. C. Je me propose d'examiner plus loin certains passages :

« Je vous écris, dit mon correspondant, en réponse au questionnaire qui paraît dans la *C. T. C. Gazette* de ce mois, parce qu'il me semble que j'ai eu une occasion exceptionnelle pour étudier les effets du bicycle sur ma propre personne. Depuis 18 ans, je me suis livré à un exercice plus ou moins assidu sur un bicycle. La machine étant très grande, ayant au moins deux pouces de plus de hauteur que celles prescrites par nos règlements, et quoique je n'aie jamais fait de promenades ou de courses exagérées, j'ai remarqué chez moi certains changements qui, peut-être, vous intéresseront. Je dois vous dire qu'au commencent de ma carrière vélocipédique, je n'avais que neuf ans, de sorte que mon observation comprend la période de croissance et de développement : 1° physiquement : comme toute ma famille, j'étais, dès mon enfance, de grande taille, bien droit et bien bâti. Je suis convaincu que la vélocipédie modérée a entravé ma croissance, arrondi mes épaules, affaibli mon dos, courbant en dedans la partie inférieure de mes reins.

La vibration continue de la barre donne lieu à une grande sensibilité et à des douleurs dans les jointures des mains qui sont devenues enflées et raides, assez pour me gêner pour jouer du piano, et après une longue course de 60 à 100 milles (96 à 160 kilomètres), je suis obligé d'y renoncer pendant quelques jours. Les muscles des jambes, en général, n'ont pas acquis leur développement complet. Mais ceux qui sont mis en mouvement en montant l'escalier, on pris plus de volume. La partie intérieure du mollet est atrophiée tandis que les muscles extérieurs sont énormes. Au lieu de poser le pied à plat, je marche sur le bord externe, usant à peine la semelle en dedans ; je suis convaincu que ces particularités résultent de l'emploi du bicycle au moment où le corps était en voie de croissance. A la partie interne et supérieure de la cuisse, il existe une veine distendue ; il y en a une autre semblable à la partie externe du genou et une troisième se voit sur la peau au niveau de la cheville. Celles-ci sont le siège de picotements et de battements après la course ; mais la promenade et la course à pied ne paraissent pas les gêner... J'ai constaté que l'ascension des côtes à bicycle est très pénible ; il survient des palpitations, des battements et des chaleurs dans la tête et les joues et, dans une circonstance, je suis tombé de la machine, ayant été pris de vertige. La vibration excessive, causée par le mauvais état des routes et par une vitesse accélérée, ébranle les nerfs. Généralement, je suis d'un tempérament calme, et mon système nerveux est bon. Mais une promenade en bicycle me prouve infailliblement un accès d'irritibalité et d'appréhension, accompagnée d'insomnie…. Vous remarquerez, monsieur, que tout ce qui précède s'applique au bicycle. Le tricycle aurait probablement bien moins d'inconvénients pour le système nerveux…. Le premier tient constamment, quoique inconsciemment, toutes les facultés en éveil; en maintenant l'équilibre, on est sans cesse exposé à le perdre par suite des obstacles de la route, qui n'auraient pas le même inconvénient pour le tricycliste. Celui qui ne l'a pas éprouvé ne peut comprendre le degré de tension mental nécessaire pour faire quatre lieues dans l'obscurité. Souvent je suis resté éveillé, une grande partie de la nuit, après une telle course, me souvenant des passes périlleuses et des dangers évités. Enfin, le sommeil tardif est venu avec des rêves réalistes, dont le bicycle faisait les principaux frais. » Au prime abord, la lettre de notre correspondant pourrait faire naître quelque méfiance. Mais de fait, elle vient appuyer la thèse que j'ai cherché à développer. Il s'agit ici incontestablement, d'un abus extraordinaire, et mon correspondant me pardonnera, j'espère, si je me permets quelques critiques. Tout dans son expérience du bicycle est exagéré ou imprudent. Il a commencé à neuf ans et ce premier point peut déjà être reproché. Des auteurs estimés, tels que Gordon Stables, ont une sainte horreur de voir les enfants en vélocipède. Ils prétendent qu'il s'ensuit toujours, comme dans le cas actuel, des déformations, des arrêts de développement de différentes espèces. Pour nous, le tricycle est au contraire un appareil hygiénique qui peut rendre de très grands services. Tout dépend de la manière de s'en servir. Mettre entre les mains d'un enfant de neuf ans un bicycle et le livrer à lui-même, c'est, selon moi, un moyen sûr d'arriver au résultat décrit par mon correspondant qui, tout en croyant n'avoir jamais fait d'excès, avoue avoir employé une machine d'une hauteur exagérée, deux pouces au-dessus de la taille ordinaire et avoir fait des promenades de 160 kilomètres. Malgré les avertissements sous forme de palpitations et de battements, il s'est aussi obstiné à monter des pentes trop rapides et même à pousser l'effort jusqu'à la perte de connaissance. D'un autre côté, faire exécuter un exercice modéré sous la surveillance des parents, ne peut être, pour les enfants comme pour les grandes personnes, qu'une hygiène aussi salutaire qu'agréable. Dans l'observation précédente, il faut dire aussi qu'à l'époque où se firent les débuts, les machines étaient loin d'atteindre la perfection actuelle. De telles conséquences de l'emploi immodéré du bicycle ne doivent pas constituer une objection sérieuse contre l'emploi de cet exercice chez les adultes.

Parler des dangers de la vibration pour la moelle épinière est tout simplement un non-sens quand il s'agit de prendre en considération l'emploi du tricycle pour un invalide. La vibration est généralement due à l'une des trois causes ; une vitesse trop accélérée ; une mauvaise machine ou une mauvaise route. Les deux dernières peuvent être écartées ; car il est très facile de choisir une bonne route et une bonne machine. Quant à la première, aussitôt que mon malade juge convenable de s'essayer comme « *scorcher* » (car tel est le terme consacré pour désigner ceux qui « brûlent le pavé »), il ne m'appartient plus et le cyclisme modéré n'est nullement responsable de ses exentricités. J'avoue cependant qu'il est moins facile qu'on le pense de rester dans la modération.

Cette remarque s'applique non seulement aux jeunes gens, mais aussi aux gens d'un certain âge et même aux vieillards.

Un vieux tricycliste, dit le Dr Richardson, se met en tête de gagner de vitesse. Sa résolution est d'aller de Londres à Bath en un jour, soit un parcours de cent milles. C'est tout simplement l'affaire de partir de bon matin et de faire le voyage par étapes. A titre d'essai, il fait donc trente-trois milles et se trouve « aussi frais qu'une rose. » Mais après un peu de repos, il est tout surpris de se sentir une faiblesse à l'estomac et dans l'impossibilité de prendre aucune nourriture. Il dit avoir été arrêté dans son essai par une indigestion qui lui avait rendu pénibles ses sorties pendant une quinzaine de jours et lui avait presque donné l'idée d'y renoncer parce qu'il lui était impossible d'aller, comme tant d'autres, de Londres à Bath en un jour.

Cela me suggère une remarque d'une importance pratique.

Chaque fois qu'un cavalier, après exercice, éprouve une fatigue d'estomac, que l'appétit lui manque ou que la digestion est difficile, il est clairement averti de s'arrêter. »

Voici comment s'exprime sur la vibration un confrère spirituel de province :

» Vous savez que les sommités médicales de Paris, agacées sans doute de rencontrer des bicycles, et tricycles, et de ne pouvoir se livrer, eux aussi, à cet enviable exercice, ont fait courir le bruit que c'était fort dangereux pour le système nerveux, que cela donnait des maladies; « de la moelle épinière », répète le public. C'est aux médecins anglais qu'il faut demander ce qu'il peut y avoir de vrai dans cette assertion, basée évidemment sur des vues théoriques. Il faudrait s'assurer que les cyclistes qui ont présenté des affections de la moelle, n'avaient que la passion du vélocipède, pas d'autres. Ce n'est pas en montant *à bicycle* seulement qu'on devient paraplégique.

» L'exercice du vélocipède n'est dangereux que par suite des accidents inhérents à ce genre de locomotion et je ne crois pas qu'on puisse lui attribuer des maladies spéciales, engendrées par son usage ou son abus. Je conseillerais volontiers à une femme stérile d'aller en *sociable* ou en *tandem...* et je suis convaincu que le traitement serait aussi agréable qu'efficace. »

Richardson nous donne des exemples de véritables abus. Un monsieur de 78 ans trouve, à sa grande surprise, qu'il pouvait se rendre en tricycle de son domicile à la ville voisine (18 kil) sans aucune fatigue. Après un peu de pratique, il réussit à aller et venir dans la même journée ; ensuite, cherchant à savoir combien de temps il lui faut pour faire le chemin, il constate que cela lui prend quatre heures. Là-dessus, il apprend qu'un jeune homme de sa connaissance, qui a environ 60 ans de moins que lui, fait habituellement le trajet en deux heures environ. « Pourquoi ne se rapprocherait-» il pas de ce résultat ; ce n'est qu'une » affaire d'étude et d'adresse. » Il fait donc de son mieux ; mais, n'ayant plus le tissu élastique voulu pour donner le jeu nécessaire aux poumons et aux vaisseaux, il se trouve secoué dans tout son être, et ne se remet pas de la secousse avant un mois. Il accuse à tort les cahots de la machine, oubliant l'état de vieillesse de sa propre machine humaine, seule cause de son mal... Chaque fois qu'un cycliste, entre deux âges, muni d'une bonne machine et parcourant une route unie, éprouve des cahots, c'est lui-même qui est en défaut. Il a assez fait pour la circonstance; s'il persiste quand même, il se trouvera énervé et incertain dans les mouvements et les résolutions pendant des heures, voire même des jours. »

La vélocipédie *modérée* peut faire disparaître toutes sortes de maladies nerveuses, mais je ne pense pas qu'elle en soit jamais la cause. Parmi les médecins, ceux qui connaissent le tricycle moderne, aucun ne lui ferait ce reproche. Quant aux avis de ceux dont les préjugés sont basés sur leurs souvenirs des machines primitives, je les apprécie à la même valeur que les opinions de ceux qui déconseillent le bain turc. sans l'avoir jamais expérimenté. Ici, pas de théorie possible. Celui qui n'a jamais pris de bain turc, ou monté en tricycle, n'a pas qualité pour en parler.

Les objections du Dr Tissié, venant d'un cycliste expérimenté, méritent une attention plus sérieuse. Il parle dans les termes suivants des résultats qui peuvent se produire chez les femmes par le mouvement de va et vient des jambes. « Ce mouvement, dit-il, de va et vient est d'autant plus prononcés, que la flexion de la cuisse sur le bassin est plus accentuée, car le sinus de l'angle formé par le psoas dans la flexion et dans l'extension est plus grand. Ce mécanisme explique les inflammations des organes utérins chez la femme, car leur congestion périodique est augmentée par la contraction du psoas qui les violente, alors qu'ils ont besoin d'un grand repos pour accomplir leur fonction physiologique, d'où les *ovarites,* les *métrites,* les *pelvi-métrites,* etc., et les *anterversions*, les *rétroversions*, etc., provoquées mécaniquement par des ascensions d'escalier trop fréquentes, trop rapides ou trop longues, par le jeu de pédale des machines à coudre et du vélocipède (1). »

Je ne puis m'empêcher de croire que de telles conséquences sont tout à fait exceptionnelles chez les femmes bien portantes qui font du tricycle en modération. L'enthousiasme avec lequel les femmes de l'Angleterre est de l'Amérique ont accueilli ce genre de sport, depuis quelques années, témoigne suffisamment en sa faveur. Mademoiselle Florine Thayer, M⁰ Cray, dit que le tricycle augmente toujours de popularité parmi les femmes ; c'est le plus entraînant, le plus salutaire de tous les sports auxquels les femmes

(1) *Véloce-Sport, loc. cit.*, 8 avril 1888.

peuvent prendre part. Il est convenable et gracieux. « Je suis convaincue, dit-elle, d'après mon observation et mon expérience, que c'est un exercice sain, mettant en mouvement tous les muscles servant à la marche, tandis que le corps est supporté sur une selle. » D'autre part j'ai cité de nombreux faits où l'emploi du tricycle par les femmes a donné d'excellents résultats. Je suppose donc que les accidents mentionnés par le Dr Tissié étaient causés soit par un usage immodéré, soit par l'exaspération d'une de ces maladies existant antérieurement. Il me semble qu'on ne peut pas faire de comparaison entre la machine à coudre et le tricycle. La seule analogie réside dans l'existence de pédales. La machine à coudre est d'un travail pénible, dans une atmosphère d'atelier souvent viciée ; tandis que le tricycle est une distraction au grand air.

Les conditions d'usage sont donc absolument opposées.

Si l'emploi modéré du tricycle est toujours salutaire, aucune condamnation ne peut être trop sévère, au point de vue où nous nous plaçons, quand il s'agit des courses. Les journaux de vélocipédie contiennent constamment des relations d'accidents graves survenant au milieu des réunions de ce genre. Il est même rare de lire un compte-rendu sans y voir qu'un des concurrents est tombé en défaillance soit sur la piste, soit au poteau. Le Dr Fleischer fait remarquer à ce sujet (1) que si rien n'est plus salutaire que ce sport, rien aussi n'est plus dangereux; employé modérément il est excellent; mais l'abus en est très funeste. La coutume de faire courir sur les grandes

(2) C. T. C., *Monthly Gazette*, avril 1888.

routes et d'encourager des concurrents qui ne sont souvent que des gamins, à faire 200 ou 300 kilom., sans repos, est un moyen sûr de prédisposer à de futures maladies.

Dans les courses de chevaux, les risques sont partagés entre le jockey et sa monture; celui-là ayant la possibilité de se casser le cou; celle-ci étant sujette à un accident, par surmenage du cœur ou des grands vaisseaux. Mais le coureur cycliste réunit en lui-même et jockey et monture; il se fait souvent mettre en capilotade dans l'un ou l'autre de ces rôles et reste estropié pour la vie, raffermissant ainsi les préjugés des ignorants contre l'emploi modéré du tricycle. Je sais bien qu'il est inutile de signaler les dangers de ces joutes. Les courses vélocipédiques sont le produit de la concurrence mercantile et nous leur devons certainement les progrès qui ont abouti à la perfection des machines actuelles. Elles sont aussi encouragées par l'exagération d'une tendance naturelle à l'émulation. Chaque gamin qui possède une machine, est animé du désir de surpasser le « record » préexistant; et on peut même voir les hommes d'âge brûlant le pavé, anxieux, aux écoutes du timbre du cyclomètre, qui enregistre leurs prouesses et leur annonce qu'ils ont, dans l'heure, dépassé le record antérieur d'une petite fraction de kilomètre. Il est on ne peut plus évident qu'à de tels cyclistes est réservé un accident tôt ou tard ; souvent sous forme de syncope ou même de mort subite à l'arrivée, ou à mi-côte. Mais le cycliste valétudinaire qui se vêtit convenablement, qui monte les côtes à pied et qui a assez de volonté pour *ne pas aller vite*, n'éprouvera *jamais* d'accident, si ce n'est par sa propre incurie et son inattention.

Nous citerons ces quelques lignes du Dr Wynter Blyth, qui sont la confirmation de toutes nos idées.

« Dans les commencements de la vélo-cipédie toutes sortes de conséquences fâcheuses de cette position assise sur une arête de cuir, des lésions des muscles et organes abdominaux furent prédites par l'école des pessimistes, qui se mettent toujours à croasser à l'apparition d'une nouveauté. Mais l'expérience a démontré que ces appréhensions n'étaient pas fondées. Sans doute les jeunes gens en croissance et les hommes faibles et déséquilibrés peuvent aller au-delà de leurs forces et se prédisposer ainsi à des maladies des plus sérieuses; mais cela n'est pas user du tricycle, c'est en abuser. Rien n'est plus fréquent, rien n'est plus injuste que d'arguer contre un exercice quelconque d'après des faits isolés d'excès imprudents et condamner une chose en général à cause de la bêtise de quelques-uns. »

FIN

TABLE

——

INDEX ALPHABÉTIQUE

ÉMILE COLIN — IMPRIMERIE DE LAGNY

www.ingramcontent.com/pod-product-compliance
Ingram Content Group UK Ltd.
Pitfield, Milton Keynes, MK11 3LW, UK
UKHW022224120726
13694UKWH00002B/682